新版 高血压·高血脂 食疗与药疗

膳书堂文化◎编

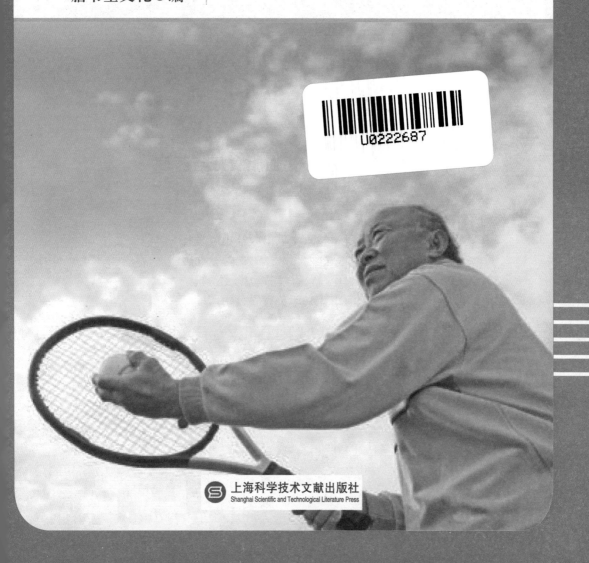

上海科学技术文献出版社
Shanghai Scientific and Technological Literature Press

图书在版编目（CIP）数据

新版高血压·高血脂食疗与药疗／膳书堂文化编.
—上海：上海科学技术文献出版社，2017（2023.4 重印）
（健康医疗馆）
ISBN 978-7-5439-7434-0

Ⅰ.①新… Ⅱ.①膳… Ⅲ.①高血压—食物疗法②高
血脂病—食物疗法③高血压—药物疗法④高血脂病—药物
疗法 Ⅳ.①R247.1②R544.105③R589.205

中国版本图书馆 CIP 数据核字（2017）第 126001 号

责任编辑：张　树　于学松　李　莺

新版高血压·高血脂食疗与药疗
膳书堂文化　编

*

上海科学技术文献出版社出版发行
（上海市长乐路 746 号　邮政编码 200040）
全 国 新 华 书 店 经 销
三河市元兴印务有限公司印刷

*

开本 700×1000　1/16　印张 9　字数 180 000
2017 年 7 月第 1 版　2023 年 4 月第 2 次印刷
ISBN 978-7-5439-7434-0
定价：38.00 元
http://www.sstlp.com

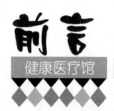

近年来，随着人们生活水平的提高，患高血压、高血脂的患者越来越多，并且越来越呈年轻化趋势，对人们的健康和生活质量产生了严重的影响。

高血压、高血脂的发生与平时的生活习惯有着密切的联系。所以患上高血压、高血脂需要从调节饮食和生活习惯入手，这是预防高血压、高血脂的前提条件。

高血压、高血脂疾病的发生不但危害人们的健康，还会给患者的正常生活和工作带来极大的困扰。那么，究竟哪种治疗方式能够驱除病魔？这已成为所有患者最为关心的话题。

本书就是为了让人们更好地了解高血压病和高脂血症而编写，通过对疾病常识的介绍，让读者了解发病机制，以便进行有效的预防。传统医学讲究"治未病"，所以本书除了一些现代医学的基本治疗方法，更是大篇幅地介绍了饮食对疾病的影响。中华医学讲究药食同源，所以吃不仅是为了生存，更是为了健康。在健康饮食一篇中，为高血压、高脂血症患者搭配出了科学营养的食谱，让患者在享受美味的同时更可以享有健康。

但我们更相信生命在于运动，健康的身体一定要通过合理的运动来实现。那么怎样的运动才适合这两种症候的患者呢？书中给出了最佳答案，只要读者按书中给出的方法坚持，一定会取得理想的效果。同时，其他的一些物理性疗法也是治疗这两种疾病的不错选择，书中也给出了适宜的操作方法。

本书文字通俗易懂，由多名专业人士编写，同时，书中用精美的图片及新颖的版式扫除了医疗书籍在阅读时可能产生的沉闷感。

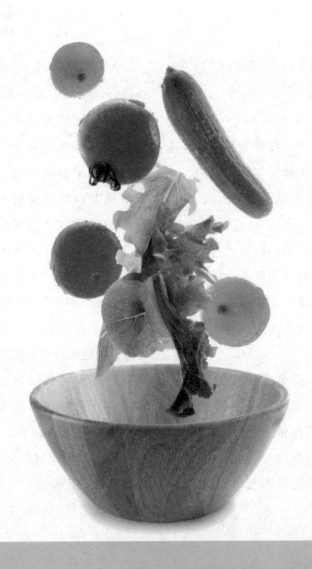

目 录
Contents

 上篇 疾病常识与预防 1

> 高血压、高血脂是严重影响人们身心健康的疾病，由于它们总是隐秘地破坏人体的心血管系统，所以被称作"悄悄的杀手"和"无声的杀手"，尤其对老年人来说，更是极大的威胁，一旦发作就有生命危险。所以当今社会，对高血压、高血脂的深入了解与预防工作刻不容缓。

第一部分 高血压

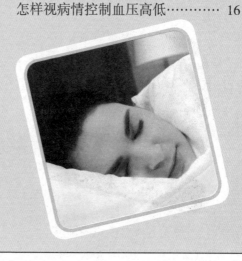

1

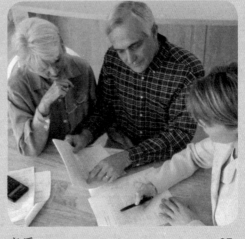

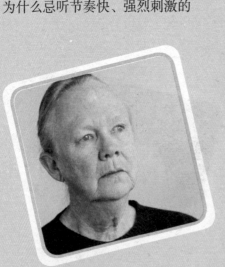

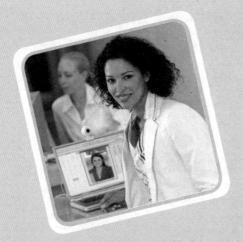

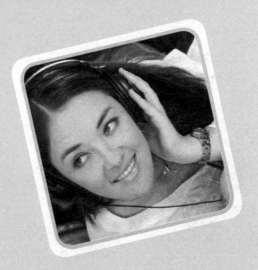

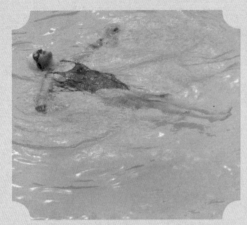

第二部分　高血脂

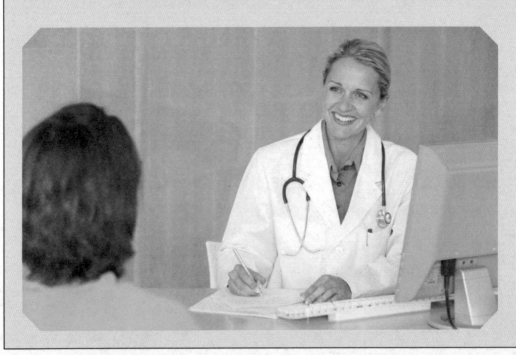

中篇　高血压·高血脂与饮食健康 85

　　高血压、高血脂常常被称为"富贵病"，也就是说，绝大部分疾病的发生都是由于生活条件改善造成的负面效应，所以，良好的生活习惯是患者走向健康的第一步，虽然这样不能从根本上根除病症，但能起到良好的辅助治疗作用。

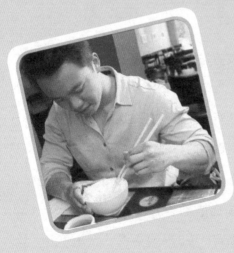

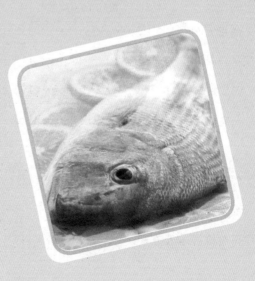

下篇 高血压·高血脂物理疗法

目前，对高血压、高血脂疾病的治疗方法主要是通过调整饮食和药物控制。此外，还有运动疗法、按摩疗法、心理疗法、音乐疗法、针灸疗法等。这些方法虽不能代替药物治疗，却能作为辅助治疗手段，使患者的病情有很大的改善。

Part1 上篇　疾病常识与预防

高血压、高血脂是严重影响人们身心健康的疾病，由于它们总是隐秘地破坏人体的心血管系统，所以被称作"悄悄的杀手"和"无声的杀手"，尤其对老年人来说，更是极大的威胁，一旦发作就有生命危险。所以当今社会，对高血压、高血脂的深入了解与预防工作刻不容缓。

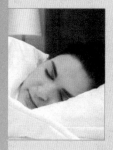
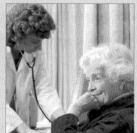
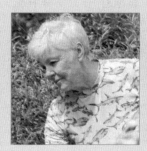
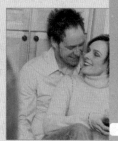

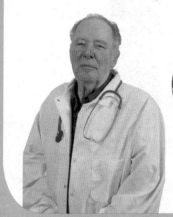

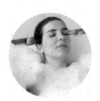
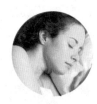

第一部分 高血压

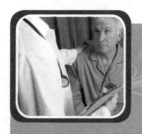

高血压
疾病常识

　　高血压是现代社会中一种常见的疾病，充分地认识其性质对高血压的防治有着重要意义。

什么是血压

　　血压是指血管中血液流动时对血管壁产生的压力，通常指动脉血压。它既是推动血液在动脉血管内向前流动的压力，也是血液作用于动脉管壁上的压力。

　　当心脏收缩时，血液被压送进主动脉，主动脉内血液骤然增多而使动脉壁暂时扩张；当心脏由收缩转为舒张时，血液则暂不进入动脉，而心脏收缩时进入主动脉的血液因为动脉血管的弹性和张力作用一直在推动着以前存在于动脉血管内的血液，从而使血液向前流动。也就是说，血液在血管内流动，无论心脏收缩或舒张，都对血管壁产生一定的压力。

　　血压可分为两类：收缩压和舒张压。

1 收缩压

　　收缩压即我们平时所说的高压，是心脏收缩时血液对血管的压力。当左心室收缩时，左心室里的血液被压进主动脉，主动脉内的血液突然增多，主动脉内的血压增高，这时的血压因为是出现在心脏收缩时，故称为收缩压。

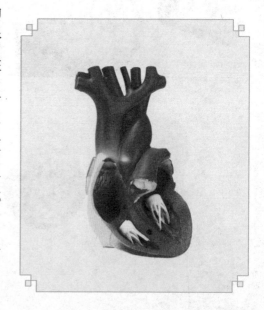

2 舒张压

舒张压即我们平时所说的低压，它是心脏舒张时血液对血管壁所产生的压力。当心脏由收缩转为舒张时，血液暂时停止由左心室进入主动脉，主动脉内的压力降低，这时的血压，因为是出现在心脏舒张时，故称为舒张压。

我们平时所说的血压，是上臂肱动脉的血压，它是主动脉的大分支，压力基本与主动脉一致，故通常将在上臂测得的肱动脉压代表主动脉压。

影响血压的因素是什么

血压的形成主要是心脏收缩或舒张射血和外周阻力相互作用的结果，人体是一个有机的整体，如其中的某一因素发生改变，势必会影响到其他因素也发生相应变化。因此，只要出现不正常、病变，都会对血压产生影响。

主要有以下几方面因素可以影响血压：

1 心脏每搏输出量

心脏每搏输出量增大，则主动脉和大动脉中血流量就增大，管壁所承

血压的单位

血压国际通用单位用帕斯卡（Pa）、千帕（kPa）。常用毫米汞柱（mmHg）表示，测量血压时，汞在标有毫米刻度的玻璃管内上升或下降，形成汞柱，它的端面在多少毫米刻度时，就叫多少毫米汞柱。

毫米汞柱（mmHg）与帕斯卡（Pa）、千帕（kPa）的换算关系是：

1毫米汞柱（mmHg）=133.322帕斯卡(Pa)

1毫米汞柱（mmHg）=0.133千帕（kPa）

1千帕（kPa）=7.5毫米汞柱（mmHg）

受的张力就大，因而收缩期血压就明显升高。当每搏输出量增大而外周阻力和心率不变或变化不大时，动脉血压的升高主要是收缩压的升高，即高压升高，舒张压即低压升高不明显，脉压增大。

反之，当每搏输出量减少时，则收缩压即高压降低，脉压变小。心脏每搏输出量对血压的影响，反映心脏每搏输出量的多少。

2 心率

当心率减慢时，心室舒张期变长，血液流向外周的时间也变长，

主动脉内存留的血量减少，使舒张期血压降低，收缩压变化不大，脉压变小。

当心率加快时，舒张压升高，收缩压变化不显著，脉压增大。

3 动脉管壁弹性

动脉的血管壁随着年龄的增长，其弹性纤维逐渐改变、老化，弹性逐渐减弱，血管口径变大，容量增加，但扩张性却逐年降低。

如果心脏功能良好，当心室收缩时，收缩压（高压）可明显升高，而心室舒张时，因管壁弹性减弱，使舒张压降低，脉压增大。这一因素，正是老年人普遍患高血压的重要原因。

4 外周阻力

外周阻力对血压同样有着很大的影响。外周阻力加大时，血流量减少，存留在主动脉内的血量减少，舒张压（低压）降低。

收缩压（高压）升高幅度较小，故脉压变小。此因素下测得的血压，反映出外周阻力的大小。

外周阻力减弱时，舒张压（低压）的降低幅度比收缩压（高压）的降低幅度大，故脉压加大。

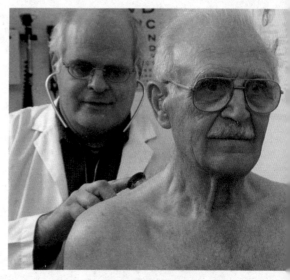

生理变化对血压的影响

正常人在安静状态时血压是比较稳定的，但在生理变化的情况下会有波动，如新生儿及出生后的第1个月、青春期、女性更年期等，另外肥胖、年龄因素也会有影响。

1 新生儿

新生儿的收缩压（高压）仅为5.3千帕（40毫米汞柱）左右，出生后的第1个月月末时可达10.6千帕（80毫米汞柱）。

2 青春期

在青春期，收缩压又有一个较快的上升过程。男孩可达15.2千帕(114毫米汞柱)，女孩可达14.2千帕(107毫米汞柱)。

3 更年期前后

女性在更年期以前，动脉血压较同龄男性略低，更年期以后动脉血压有明显的升高，收缩压的升高比较明显。

4 肥 胖

肥胖的人动脉血压稍高于中等体格的人。瘦子患高血压的比较少正是这个道理。保持合适的身材，并不仅是为了美，更重要的是有益于健康。

5 年龄因素

无论男性或女性，动脉血压都随着年龄的增长而逐渐升高，收缩压的升高比舒张压的升高更为明显。

有极少数人血压从青年至老年一直不变，血压的这种不变也有遗传性。

维持正常血压的因素有哪些

从大的方面来说，维持正常血压的因素有机体内因素、机体外因素两个方面，而它们的共同协调作用使得血压保持正常。

1 机体内因素

心脏的收缩力和动脉的弹性及张力作用是维持正常血压的重要因素。

正常的心脏收缩，维持正常的血压。若心脏有病，收缩能力降低时，血压就会降低。若大动脉的弹性不正常或主动脉硬化时，因心脏收缩压送入动脉血液得不到大动脉的伸张所给予的缓冲，收缩压（高压）便会较正常人升高；而在心脏舒张时却又因为大动脉没有回缩的压迫作用，舒张压（低压）便会降低。

正常人心跳的速率是每分钟70～80次，每次心脏收缩时输出的血量为60～100毫升。当心跳速率加快时，每分钟心脏的总排血量增加。这时动脉血管壁便会受到较大的血液压迫作用，血压自然会较大幅度地升高。反之，当心跳速率减慢时，血压就会降低。血压的这种升高与降低，受影响的主要是收缩压（高压）。

人体内有许多小动脉管，它们通

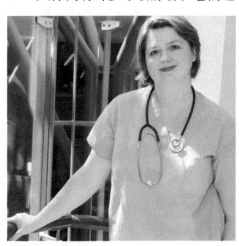

过对大动脉造成的影响，进一步影响着血压。小动脉管壁平滑肌的收缩能力，对血压的升降也有很大的影响。

这些小动脉管平滑肌，即使轻微的收缩、管腔的缩小对大动脉内的血流也可增加许多阻力，因而大动脉内的血压便会明显地升高；当全身的小动脉管由于某种原因扩张时，大动脉内的血流阻力下降，血压就会降低。

维持血压，还需要有足够的血液在血管里流动，血液充满血管。如果血量不足，则血压下降。

2 机体外因素

正常人的血压并不是恒定不变的，除了上面所述机体内的因素外，以下情况也可使血压发生生理性的变化。

（1）姿势。人在站立时，血压会微微上升，才能使头部维持充分的血流，因此站立时的舒张压（低压）较坐时略高。

（2）人在运动时，血压也会上升，主要是收缩压（高压）上升，而舒张压（低压）只略微上升。这是因为全身肌肉需血量增多，增加了心脏的排出量和肾上腺素的分泌量。这属于血压生理性上升，一旦运动停止，很快会恢复到原来的水平。

（3）情绪。人的喜怒哀乐不仅仅反映在表情上，因为情绪的波动，无论是压抑还是兴奋，都会影响血压的变化。

如果精神焦虑、忧虑或恐惧、紧张，而且长时期反复这样，会使大脑皮质和皮质下中枢的抑制和兴奋过程失去平衡，影响血管的弹性及张力，引起血压上升；在情绪激动时，肾上腺素分泌增加，使心脏排出量增加，又能使小动脉收缩，使血压增高。

（4）睡眠。当人处于睡眠状态时，血管的紧张程度降低，肢体处于静止状态，血液的需要量减少，心脏跳动减慢，因而每分钟心脏输出血量也减少，所以血压要比醒时略低。

（5）进食。在进食时，因为分布于腹腔内脏的血管扩张，血压（高

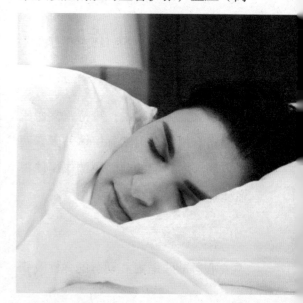

压）通常可稍有增高，持续1小时左右。舒张压（低压）通常不受影响或略微下降。

（6）饮酒、炎热、寒冷、吸烟等均可使血压暂时性升高。

下面这些常用的降压药都有一定的降压作用，降压疗效也大致相仿，但都不能根治高血压。

1.利尿降压药

这类降压药品种很多，而我国常用的是氢氯噻嗪。我国应用广泛的小复方制剂中都有它，缺点是不良反应多。

2.β_1受体阻滞剂

这类药品种也很多。目前应用的有阿替洛尔、美托洛尔和比索洛尔等。都是长效药，可每天服用一次。它同时也能治疗冠心病。

3.钙离子拮抗剂

这类药应用广泛。因为它对代谢和电解质没有不良影响，而且疗效较好。

4.血管紧张素转换酶抑制剂

这类药品种多，应用广泛，没有代谢方面的不良反应。

5.α_1受体阻滞剂

这种药的优点是除降压作用外，还能改善血脂异常，对老年前列腺增生肥大也有治疗作用。

什么是高血压

高血压的定义是指体循环动脉收缩压和舒张压同时升高或其中之一持续升高。世界卫生组织建议高血压的诊断标准为：收缩压在18.7千帕（140毫米汞柱）或以下，舒张压在12.04千帕（90毫米汞柱）或以下，为正常成年人血压。如收缩压在21.3千帕（160毫米汞柱）以上和舒张压在12.6千帕（95毫米汞柱）以上者，即为高血压。血压数值在上述正常血压与高血压之间，称为临界高血压。

近年来，"三高"的发病率逐年增高。这其中的一"高"指的便是高血压。高血压是中老年人最为常见的疾病，是以体循环动脉压增高为主要表现的临床症状。在我国，本病患病率逐年上升。随年龄增长，发病率上升。

高血压是一种常见病，分为原发性和继发性两大类。约半数患者早期并无症状，只是在体检或因其他疾病就医时才发现患有高血压，少数患者则在发生心、脑、肾等器官的并发症时才被发现。高血压患者常出现头痛，多发生在枕部，尤易发生在睡醒时，尚可有心悸、头胀、头晕、耳鸣、颈部发板、烦闷、四肢麻木等症状。这些症状并非是由高血压直接引起，部

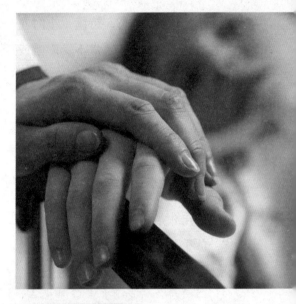

分是高级神经功能失调所致，临床无特异性。此外，尚可出现身体不同部位的反复出血，如眼结膜下出血、月经过多、鼻出血，少数有咯血等。随着病情的发展，血压持续而明显地升高，可出现心、脑、肾、眼底等器质性损害和功能障碍，并出现相应的临床表现。

目前已知的高血压形成的原因如下：

1　遗传因素

临床调查资料表明，高血压是多基因遗传，如果某一家庭以往有高血压患者，后人患高血压的概率便会增多。而这不是因为他们有共同的生活方式，而是因为他们有遗传因素存在。

2　饮食不当

过多的钠盐、高糖、大量饮酒、膳食中过多的饱和脂肪酸或不饱和脂肪酸与脂肪酸比值过低，均可使血压升高；若膳食中有充足的钾、钙、优质蛋白质，可防止血压升高。

3　过度肥胖

体重与血压有高度的相关性。超重、肥胖者高血压患病率较体重正常者要高 2 ～ 3 倍。

4　长期吸烟

现已证明吸烟是心脏病的三大危险因素之一。吸烟可加速动脉粥样硬化，引起血压升高。

5　心理因素

从事精神高度紧张职业的人容易患高血压。

高血压有哪些危害性

高血压对人体脏器的损害及引起的病变是一个相当漫长的过程，尤其是在高血压的中晚期，由于心、脑、肾等脏器受损而出现一系列并发症。它使人体重要器官如心脏、大脑、眼底、肾脏等发生病变后的危险性和病死率均有所增加。

1 ▶ **对心脏的危害**

血压升高会使左心室逐渐肥厚并扩张，经数年或十几年后形成高血压性心脏病。

2 ▶ **对大脑的危害**

高血压对大脑的危害，主要是指高血压引起的脑血管疾病，如脑出血、高血压脑病和大脑梗死等。其中脑出血为晚期高血压最常见的并发症。至今，该病病死率正在逐步上升，易留下后遗症。

3 ▶ **对眼底的危害**

高血压病情严重时，视网膜可出现出血、渗出、水肿等症状。日子久了，这些渗出物质就沉积于视网膜上，从而引起视觉障碍，如视物不清或变形等。

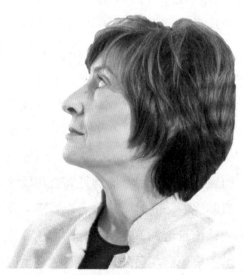

4 ▶ **对肾脏的危害**

高血压对肾脏的危害，主要是因肾小动脉在血压升高后会硬化，且变狭窄，致使肾脏缺血，逐渐出现肾脏萎缩，而发生肾功能不全至发展成为尿毒症。

高龄与高血压有怎样的关系

一项关于老年高血压的调查资料显示，在80岁以上的人群中，患高血压病的人要远远高于血压正常的人，这是什么原因呢？

医学研究指出，大部分高龄者都有迟发性高血压病史，发病一般在60岁以后。从血压类型看，高龄者的高血压病大部分属收缩压升高，而舒张压一般在正常范围内。其发病机制大多是由于血管老化和动脉粥样硬化引起主动脉及周围动脉变硬，正如橡皮管久用变硬一样，从而导致收缩压明显升高，而舒张压反倒降低了，它们之间的差距越来越大。因此，除病理性高血压引起血管改变以外，生理性老化也可引起血管改变。

通过对高龄者的观察发现，他们中80%～90%属消瘦型，即使年轻

9

时稍微偏胖，年老时也会萎缩，体重减轻。而且随着机体老化，血容量减少，心脏收缩能力下降，排血量减少，血压也有所下降，不会太高。因此，高龄高血压患者中有轻度假性高血压的发生。

另外，由于高龄者对环境的适应能力较差，血压波动普遍较大，稍有感冒、生气或睡眠不好等，血压就会明显升高。

因此，要正确看待高龄高血压，坚持服药，把血压控制在正常范围内，只要正确对待问题、解决问题，高龄患者的生活质量一样会很高。

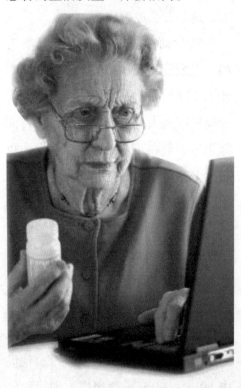

肥胖与高血压有怎样的关系

体重指数是衡量一个人的体重是否合适的标准之一，它是利用体重除以身高的平方计算出来的。中年男性为 21 ~ 24.5，中年女性为 21 ~ 25。例如一个女人的身高是 1.6m，体重是 60kg，她的体重指数计算的方法是 60 除以 2.56 约等于 23.4。

肥胖者一般是指体重超过标准体重 20% 以上的人。在我国，成人的标准体重可用以下公式计算：标准体重（千克）：〔身高（厘米）—100〕×0.9。肥胖主要与摄食过量、耗热过少、不良饮食习惯、遗传因素以及内分泌失调导致机体脂质代谢失常等因素有关。

现在，人们对肥胖可以引发高血压的医学论断已不再表示怀疑。那么肥胖者高血压的发病机制到底是什么呢？

肥胖者易患高血压的发病机制除可能与摄食过多有关外，与相对摄钠过多也有关。还有人认为，醛固酮所致钠离子潴留是肥胖性高血压发病机制之一。同时，肥胖者血管阻力及心输出量增加，是促进其高血压发生的重要原因。另外，肥胖者的环境因素、遗传、电解质代谢失常、交感神经活性增高、细胞代谢失常、肾上腺皮质类固醇及碳水化合物代谢障碍引起内分泌失调也是导致高血压发生的重要原因。同时，肥胖者的高血压也可能由造成肥胖的同一机制或与之平行的机制所触发。比如高热量高脂肪饮食、摄盐过量等都容易使人发胖，而这些因素同时又是导致高血压的直接因素。

绝经期前后的女性，由于其内分泌的改变，容易导致肥胖；同时，由于内分泌功能的紊乱，也容易使她们得高血压病。所以，临床统计显示，患有高血压病的中年女性，大多数的体形都偏胖。

认识了肥胖与高血压的关系，我们就应该在平时注意控制体重。

对高血压的认识有哪些误区

随着患高血压人数的不断增多，人们对高血压病的重视程度也明显提高。可是，由于种种原因，

对高血压病的认识误区依然很多。其中最主要的有以下五大方面：

1 只有肥胖者才会患高血压病

肥胖（即超重）是血压升高的重要而独立的危险因素，但高血压的发病机制还包括其他多种因素，如环境、遗传、适应性、神经系统、内分泌系统等。因此，无论身体偏胖或偏瘦，都可能由于超重之外的其他因素而引发高血压病，所以都应定期检查血压。

2 只有中老年人会患高血压病

相对而言，中老年人更容易患高血压病。随着人们生活水平的提高，饮食方面的复杂化和多样化，生活节奏加快等，致使高血压发病率逐年上升，特别是青少年的发病率悄然增加。一项针对青少年体质调查的资料显示，男女学生中有相当数量者血压偏高。

3 贫血患者不会出现高血压

贫血通常是指外周血中血红蛋白浓度、红细胞计数和（或）红细胞压积低于同年龄和同性别正常人的最低值；而高血压病则是常见的心血管疾病，是指血压超过正常标准。两者是两个完全不同的概念，所以，贫血患

者同样也会患高血压病。

4 血压在每天中午最高

都说中午体内血液最"旺"，单纯地认为中午血压最高。其实，正常人群及高血压患者昼夜血压都呈"双峰一谷"的变化，即一般上午8～9时、下午4～6时为两个高峰，凌晨2～3时为低谷。中午并不是血压最高的时候。

5 服用降压药会使血压过低

人体中存在着十分精致而又微妙的血压调节系统，在很大程度上使血压维持在正常水平。同时，只要血压降至正常，医生都会酌情减少降压药量，适当的维持量不但不会使血压降得过低，还能有效地保护心、脑、肾等重要器官。只有认识高血压病，才能积极预防和治疗，维护自身的生命健康。

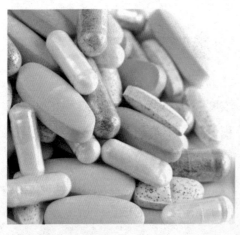

如何掌握高血压和高血压病的诊断标准

血压是人体生命的三大征象之一，是指血液在血管内流动时对血管壁产生的侧压力。血管分为动脉血管、毛细血管和静脉血管，所以血压也有动脉血压、毛细血管血压和静脉血压之分。而人们说的血压是指从大动脉上测得的数值。

高血压仅仅是一个症状，并非一个独立的疾病，同时高血压分为原发性高血压和继发性高血压两种。原发性高血压也称为高血压病，即不明原因的一种独立性疾病，这一种占高血压的90%以上，并且还需要终身服抗高血压的药物进行治疗。继发性高血压又称为症状性高血压，即高血压是由肾炎、甲状腺功能亢进、肾盂肾炎、肾上腺肿瘤、主动脉缩窄等疾病引起的，这种占高血压的10%左右。继发性高血压是可以治愈的。

研究表明，对高血压患者的早期治疗和规则治疗对中风和心肌梗死等后期引起的并发症有减缓效用。因为高血压是一种遗传性疾病，所以目前治疗高血压基本上是对症下药，而并非能完全治愈高血压。治标为主，即使血压彻底降到正常也不意味着高血压被治愈了。所以，我们认为长时间服药才是高血压病的克星。

高血压病发生的原因有哪些

平常所说的高血压是指原发性高血压，亦称高血压病。

1 血流动力学因素

血压形成的三大因素：

（1）血管的收缩状态；

（2）血管中的血液量；

（3）心脏每分钟向血管射出的血液量。

2 血管肥厚

研究发现，小血管的管壁厚度可以影响它的顺应性、弹性和扩张性。长时间的血管收缩，可引起血管壁肥厚，进而形成高血压。

3 血管内皮细胞功能障碍

正常情况下，血管里面衬着一层很薄的内膜，它对血管的收缩舒张功能起调节作用。当心脏收缩时，左心室里血液被压进主动脉，动脉内的血液突然增多，这时动脉内的血压增高。而血管内皮细胞则可调节血管的弹性

和张力，从而推动血管内的血液继续向前流动。

4 盐代谢异常

据很多专家研究证明，盐分的代谢和高血压的发生密切相关。盐的摄入量越多，血压水平就会越高。我国北方人要比南方人患高血压的概率高。资料研究证明，人群中有20%的人因吃盐过多而患高血压，因此吃盐过多也容易患高血压。

5 高胰岛素血症

据研究发现，肥胖者发展成为高血压的危险性是正常人的8倍，而肥胖者特点之一就是高胰岛素血症。胰岛素容易使血管壁蛋白质合成，血管壁肥厚，使交感神经活性增强，钠盐潴留。

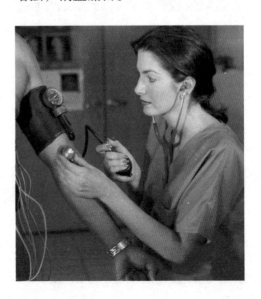

6 遗传因素

人的血压与一级亲属的血压最为相似，如果父母血压正常，子女患高血压病的概率很小；如果父母为高血压患者，子女患高血压病的概率则非常高。

7 交感神经系统兴奋性增高

当交感神经系统作用于心脏时，可使心率加快、心肌收缩力增强，结果导致心排出量增强。干扰交感神经系统的药物，如神经节阻断剂可乐定、利血平等都是这种状况的降压药。

8 肾素血管紧张素系统功能亢进

人体内存在多个调节血压的激素内分泌系统，其中肾素血管紧张素系统最为重要。这个系统的功能亢进，就会使强烈收缩血管的物质产生过多，它除收缩血管促进血压升高之外，还可以使血管壁增生肥厚。

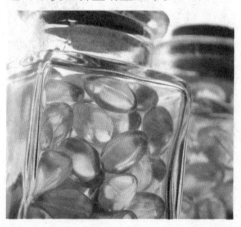

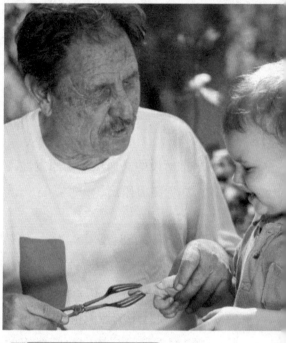

9 吸烟或饮酒过多

吸烟或饮酒过多，可使小动脉管壁变厚，持续收缩，并逐步硬化，从而导致血压升高。另外，每日饮酒达 78 克的人患高血压病的概率是非饮酒者的 2 倍。

总之，只有了解多种导致高血压的发病因素，并分析它们之间的相互作用，才可能对高血压病的起因有一个全面的认识，从而为高血压患者带来希望。

高血压有哪些主要症状

想初步判断是否患有高血压，就要了解高血压的发病症状。那么，高血压病到底有哪些主要症状呢？

具体到每个人时，高血压的症状，往往因人、因病情而异。大部分轻度高血压患者在病变初期没有任何明显的症状和不适，偶尔体格检查或由于其他原因测血压时才发现。患有高血压时，常见的症状有：

1　头痛难耐

头痛是高血压最常见的症状。常在晨起时发生，起床活动或饭后就会逐渐减轻。疼痛部位多在太阳穴和后脑勺。疼得较厉害时颈后部会有搏动的感觉，这种头痛主要是由于高血压影响血管舒张、收缩功能失常而引起。

2　头晕目眩

头晕也为高血压常见的症状。患者自觉头晕眼花，有些是一时性的，常在突然下蹲或起立时出现。闭目养神，稍作歇息，其症状即可自行消失。有些是持续性的，当出现高血压危象时，可出现与内耳眩晕症相类似症状。

3　心悸、失眠、烦躁

高血压患者性情多较急躁，遇事敏感。失眠多表现为早醒、多梦、睡眠不实、易惊醒。

4　其他症状

眼花、耳鸣、记忆力减弱、肢体麻木、乏力、腰酸、腿软、肌肉跳动、颈部麻木、鼻出血等也是高血压的常见症状。

另外，还会出现天旋地转、黑蒙、口角斜、胸闷、气短、心悸、夜尿增多等。还有心脏、脑部和肾脏等脏器损害的表现。由于高血压也可能不表现出某些症状，所以很多患者并不知道自己已经患有高血压。有些高血压患者是因为出现了并发症，如中风、心肌梗死、肾衰竭后才知晓的。

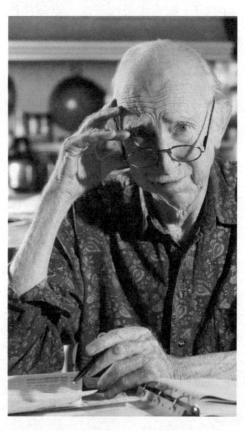

为什么老年人易得高血压

通常情况下，随着年龄的增高，血压也有不同程度的升高，一般65岁以上老年人高血压患病率为50%，其中有很大一部分为单纯收缩期高血压。老年高血压的发病原因如下：

（1）老年人血管内膜增厚，血管弹性降低，常伴有动脉粥样硬化，这是造成老年人收缩期高血压的主要原因。

（2）老年人的交感神经活性高，血中肾上腺素水平比较高，但不易排出，易引起血压升高。

（3）老年人一般存在胰岛素抵抗和继发性高胰岛素血症。

（4）老年人腹部脂肪堆积和向心性肥胖容易导致高血压。

（5）老年人由于味觉功能减退，所以有很大一部分老年人喜食含钠高的食品，而高盐摄食极易引发高血压。

（6）老年人肾脏排钠能力不断降低。

知道了老年人高血压的发病原因，就需要老年患者积极采取各种治疗方法，从日常生活中的一点一滴着手预防和治疗高血压。

疾病的治疗，都必须先从寻找病因入手，只有这样才能从根本上解除病痛。高血压病虽然不能彻底根除，但是，寻找病因也是治疗过程中的重要一步。

怎样视病情控制血压高低

高血压治疗的最终目标是降低心血管疾病和肾脏疾病的发病率和死亡率。一般来说，患者应视情况确定降压的标准。降压标准应参照以下几点：

（1）一般高血压患者没有严重的并发症时，血压降至正常范围即可。

（2）对患有糖尿病的高血压患者，血压应降至17.7／11.4千帕以下。

（3）若病程较长、合并有冠心

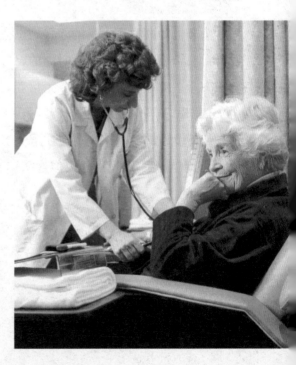

病的患者，舒张压不宜降至11.4千帕以下，以免诱发急性心肌梗死。

（4）对于需要立即进行降压处理的高血压急症，应在短期内给予降压，但应有一定的限制，一般不超过25%～30%，而不要求立即降至正常。

高血压应做哪些常规检查

门诊就诊做一些常规检查，目的是为了鉴别它是原发性高血压还是继发性高血压，并明确高血压病情的严重程度，以及是否存在如糖尿病、高脂血症、痛风等，以及脑、心、肾并发症，如中风、冠心病、肾功能不全等。为此，患者一般应做下列常规检查：

1 肾脏B超

由于很多肾脏疾病可以引起高血压，高血压反过来又可以损害肾脏，而此两者相对于人的全部身体器官来说是相当重要的，所以，高血压患者最好做一次肾脏B超检查。

2 眼底检查

如果视网膜小动脉普遍或局部变窄，表示高血压病的病情程度为中度；视网膜出血或渗血，表示其病情严重。总之，眼底视网膜的病变可以反映出高血压病的严重程度。

3 血液生化检查

血液生化检查包括电解质、肾功能、血糖、血脂、血尿酸、血纤维蛋白原等。此项检查可帮助明确高血压是否由肾脏疾病引起，判断高血压对肾脏的影响程度。

4 尿常规及肾功能检查

检查尿糖、尿蛋白、血肌酐、血钾、尿素氮、尿酸水平，以了解有无早期肾脏损害，高血压是否由肾脏疾患引起。若尿中有少量蛋白质、红细胞、白细胞，则提示可能是原发性高血压所致的肾损害；若尿中有大量蛋白、红细胞、白细胞、管型，则应视为慢性肾炎或肾盂肾炎所致的继发性高血压。

5 心电图和超声心动图检查

此项检查可判断有无左心室肥厚和心律失常。确定高血压患者心脏功能状况，并判断是否有心脏肥大，是否存在心肌损伤或合并冠心病等。

另外要注意的是，年轻高血压患者应做肾上腺 B 超检查等。

6 其他检查

如果怀疑是患有肾血管性高血压的患者，应做进一步检查，比如血、尿皮质醇与醛固酮水平的测定对于鉴别内分泌性高血压是有必要的。

老年人高血压有哪些特征

一般来说，老年人高血压有如下特征：

（1）老年人高血压易受体位变动的影响。体位性低血压的发生率会在抗高血压药物的治疗中逐步升高。

（2）老年人高血压的收缩压波动比较大，这主要是因为那些老年患者血管压力感受器的敏感性减弱所造成的。

（3）老年人由于动脉硬化容易出现假性高血压现象。这类高血压患者对抗高血压药物的反应较差，更易导致严重的并发症。

（4）老年人 β 受体的反应性降低，因此对 β 受体阻滞剂的耐受性较好，但有引起心动过缓和充血性心力衰竭的危险。

（5）老年人高血压主要以收缩压升高为主，对心脏危害性更大，更易发生心力衰竭，同时脑卒中的发生也比较频繁。

（6）老年人高血压的抗高血压药物的初始剂量应比年轻高血压患者小，间隔时间也应比年轻高血压患者长。因为老年高血压患者降压速度不应太快，也不应降得太慢，否则对老年高血压患者的降压效果不利。

（7）老年人由于神经系统功能较差，在药物治疗时容易引发抑郁症，故应避免选用对中枢神经系统有影响的抗高血压药物，如可乐定、甲基多巴等。

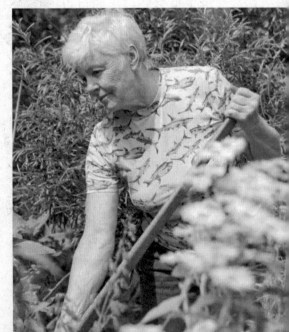

（8）老年人对血容量减少和交感神经抑制会相当敏感，这可能与老年人的心血管反射损伤有关。

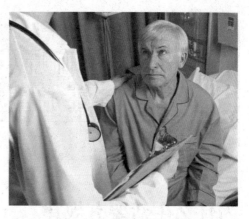

测量血压时应注意哪些方面

测量血压时，应注意以下几点：

（1）最好在室温20℃左右时测量。

（2）在测血压以前，受测者不能喝咖啡、酒、浓茶和吸烟，最好先休息半个小时，并且精神要放松，排空膀胱。且不要屏住呼吸，因为屏住呼吸可致使血压升高。

（3）轻轻打开血压计盒，将血压计调整到零点。

（4）患者采取坐位或卧位均可，且被测者的肘部及前臂都应与心脏在同一平面的位置上。

（5）等排空气球内的空气后，再将袖带缠在右上臂肘关节上2～3厘米处，以在肘窝内侧能摸到肱动脉跳动为佳。然后，将听诊器听头放在动脉上，关紧气门，向气球内充气。测者应水平观察水银柱的高度。

（6）当气球快速充气，肱动脉脉搏消失后，再加压4千帕即可停止充气。打开气阀门，即可随着血压计指数的下降而测出其高压与低压的数值。

（7）一般情况下，测血压时，需要连续测定几次，求出的平均值即为血压值。2次血压测定至少要间隔1分钟。

（8）测量时患者手臂平放，手心向上，上臂和心脏在同一水平线上，肌肉要放松。

（9）测量完毕，应把血压计恢复至零点，排空气球内的空气，关闭开关。

（10）放气时不能过快，否则会造成0.8～1.07千帕的误差。

（11）每次测压的基本体位应该是一样的。

（12）天冷时，不能卷起过多的衣袖。另外，袖带下缘不能低于肘横纹。

（13）老年人可卧床测血压，肥胖者应注意选择较宽的气囊袖带。

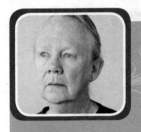

高血压患者生活宜忌

在高血压患者的日常生活中，有一些必须牢记的注意事项，掌握这些注意事项对疾病的早日康复起着重要作用。

为什么生活要有规律

有规律的生活，对身体大有好处；生活的规律发生紊乱，就会在血压上敏感地反映出来。麻痹大意有时会导致不可挽回的后果。

中年过后，可能是体力衰弱的原因，高血压患者总是出现心悸、喘息、眩晕这些症状。而有些人不以为然，在生活中仍然和以前一样使身体过度劳累。

有些人的生活很没有规律。现在很多人是"早上从下午开始"，拿晚上当白天过。也有的人把家当作出差时的旅馆，晚间很晚才归来，早晨早早地出门，就连家中成员都不知道他的身体状况。而自己尽管血压上升，但对此没有采取相应的调整措施，这样的事例屡见不鲜。

机器长年过度使用就会出现故障，人的身体也会蓄积各种疲劳。为了自己的身体健康，在血压上升的初期，要自觉地对自己的身体加以保护，尽可能使血压保持在平稳的状态。

中午宜小睡片刻吗

通过临床研究表明，午饭后适度的卧床休息不仅有利于营养物质的消化吸收，而且对心血管功能的维护和保养十分有好处。其原因在于，吃饭以后，胃肠蠕动加快，输送到胃肠的血大量增多，而其他器官内的血液量则相对减少。这时从事体力活动或运动必然要增加心脏的负担。

通过研究表明：饭后

静卧 30 分钟，血压就会下降 2.7 ~ 4 千帕，心脏与血管也能得到一定的休息。

研究又证实：没有午休习惯的人，高血压病的发病率远远高于有午休习惯的人。

因此，建议高血压患者中午的时候无论多忙，也要抽出时间小睡片刻，这样才有利于疾病的治疗。

宜在过静的环境中生活吗

恶劣的环境让人心情不畅快，对高血压患者更是不利的因素。当噪声大于 85 分贝时，能对人体神经系统和心血管系统等产生明显的损害。因此，高血压患者宜生活在一个比较清静的环境中。

在居室内外栽些花、种些树，把周围环境打扫干净，收拾得整齐美观，使人心情舒畅。这可消除精神紧张因素，解除疲劳，并可使血压渐趋稳定或有所下降。相反，当突然听到刺耳的警报喇叭声，就会心惊胆战或怒气顿生，此时心跳加快，血压升高。

长时间生活在噪声污染很大的环境中，不但使人情绪变坏，而且血压值明显高于生活在清静环境中的人。

国内外的专家研究均已证实，噪声影响人的情绪，损害神经系统和心脑血管的功能，是导致血压升高的重要因素之一。

高血压患者需要清静的生活环境，主要是指不得有噪声污染，但并不是说环境越安静越好。如果人长期处于超乎寻常的寂静环境中（小于 10 分贝），则能使人脑神经迟钝，产生孤独感，在心理上引起不良反应，对高血压病的康复也不利。因此，在非常寂静的环境中，应放放轻音乐，创造一个适当的快乐的环境才有利于高血压患者的治疗和康复。

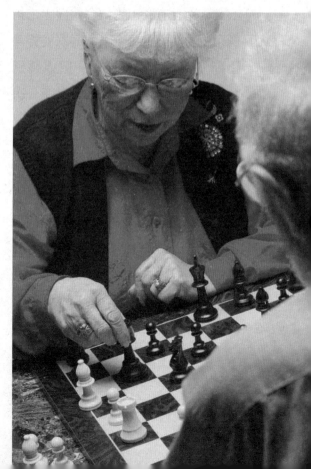

宜采用右侧卧睡吗

关于睡眠的姿势到底是左侧好还是右侧好，曾经争论不休。睡眠的姿势是保证睡眠质量的重要因素之一，高血压患者睡眠应选择一个适宜的姿势。

睡眠的姿势分3种，即仰卧、俯卧和侧卧，个人可以根据自己的习惯选择，不能强求一致。俯卧睡的人很少，对一般人来说，以取双腿弯曲、右侧卧位最为适宜。因为这样全身肌肉可以得到最大程度的松弛，肝脏也处在自然位置，更不至于压迫心脏，而且有利于胃内食物向十二指肠运行。实际上每个人的睡眠姿势是不断变化的。据观察，一般人睡觉10～15分钟就会不自觉地改变一次睡眠姿势。

为什么工作应张弛有度

在高血压患者中，认真类型的人无论白天还是晚上工作时血压都有升高的趋势。像这样知道自己血压变高的人，如果在工作时注意以下几件事情，就能阻止血压升高。

持续紧张工作之后，闭上眼睛打5～10分钟盹儿，或者做5～6次深呼吸。这样，副交感神经的作用变得活跃，能够缓解精神紧张。实际上，仅是打盹儿或深呼吸，在很多情况下血压就能降低1.9～2.7千帕。

对高血压患者来说，持续的紧张状态是使血压升高的原因之一，因此经常注意消除紧张是十分重要的。

宜有节奏有计划地工作吗

"忘我"的工作方式往往被传为佳话，好像拼命工作才能实现自我价值。

如果劝高血压患者有计划地减少一点工作，他们就呈现出无可奈何的表情。理由是为了生存，不得不拼命地工作。

如果从血压上升这一角度考虑的话，一直工作到深夜和接踵而至的过

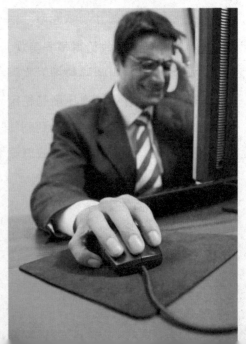

重劳动，会给身体带来伤害。

积攒精神紧张、重叠身心疲劳，会使血压上升幅度增大，为此就要多用降压药，增加用药次数。这样不仅要担心药物的不良反应，而且靠药物使血压一时性下降，药效一旦消失，血压就会回到原来状态，反复下去就会使血液循环进入不良状态。

以工作为重当然是必要的，可工作以外的事情什么也不考虑，那也是不好的。

对预防医学给予广泛的注意，不仅能提高工作效率，还会给我们带来丰富的人生。

血压即使很高，只要有计划地正确处理，也不会给健康带来太大的麻烦，但它终究是一种被动的应对方法。要想享受高质量的健康生活，让我们重视防治工作，避免因高血压带来的痛苦。人要明白这样一个道理：工作是为了活着，但活着不只是为了工作。

高血压患者是否适宜结婚

一般来说，高血压青年是否可以结婚，应视情况而定，首先请医生找出高血压的病根，倘若是由于一些疾病所引起的高血压，例如是由于肾动脉狭窄、嗜铬细胞瘤、慢性肾炎、多

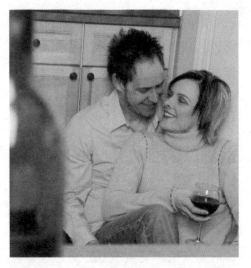

囊肾、肾上腺皮质功能亢进症、甲状腺功能亢进症等疾病所引起，那么，应该彻底治愈这些疾病后再结婚，否则会因婚事的劳累或婚后的生活而加重病情。

但是，有许多引起高血压的疾病是不容易彻底治愈的，例如肾炎、多囊肾等，那么，至少也得等病情稳定后再结婚。若是经过反复详细检查，难以明确疾病性因素的高血压患者，而且是在短期内也不可能使血压恢复正常，只要血压不太高、症状不太严重，在坚持用药的情况下还是可以结婚的，但在婚前不能过度劳累与兴奋，以防血压继续升高。

有的人由于新婚疲劳，特别是频繁的房事，神经系统经常处于兴奋状态，血压会继续上升。相反，血压高的青年人结婚以后，有的人由于新婚

后心情舒畅,血压有时反会趋向正常。所以,新婚后特别应该注意在短期内调节好自己的生活规律,这样才不致于病情发展。

高血压患者有哪9个危险时刻

(1)清晨6～9时:清晨醒来,体内元气尚未完全恢复,血压、体温也较低,血流缓慢,此时体内水分缺乏,致使血液浓缩、黏滞性增强,因而易形成血栓,引发出血性脑中风。晨起后若能适当地喝些开水、牛奶能减少上述症状的发生。

(2)餐后1小时:据医学专家测定,餐后1小时内活动会使血压产生明显波动,尤其是已有心血管病的老年人,血压下降幅度可达2.7～4.0千帕,导致血流减缓、血管瘀血,进而诱发血栓形成或发生心绞痛、心肌梗死等。因此高血压患者除了不能暴饮暴食,饭后也不要立即做活

动量大的事情,以免突发不幸。

(3)贪烟嗜酒时:过度的吸烟与饮酒是导致中风的重要原因,烟酒可直接刺激人体的中枢神经,使心率加快、血压升高,这对患有高血压、动脉粥样硬化的人来说是极为不利的。

(4)气温骤降时:高血压患者对环境温度变化的适应性较差。当气温骤降时,体内肾上腺分泌增强,而肾上腺素增多会使血管收缩引起血压明显上升。在临床上每当寒流来袭、天气降温之时,便是脑溢血的多发之日。因此在冬春季节,高血压患者要做好防寒保暖。

(5)极度兴奋时:人在愤怒、悲伤、恐惧或大喜时,可致血压骤然升高,心率加速,从而诱发心脑血管疾病的突发。因此高血压患者不但要避免生气、着急,而且在看那些场面惊险、情节紧张的影片时,也不要过于激动,以防不测。

(6)屏气排便时:下蹲排便时,由于腹压加大,可使血压升高,特别是在便秘时屏气用力排便,会促进全身肌肉、血管收缩,致使较多的血液充盈颅内血管。此时静脉回流稍有受阻,颅内血管压力便随之剧增。

(7)性生活时:性生活过程中,由于情绪激亢、心跳加快而

使血压骤升，所以有心血管病患者要格外注意。一旦发现身体不适就应中止，并采取相应预防措施，以防万一。

（8）不及时服药时：高血压患者，如不及时治疗，任其发展，就会加速动脉粥样硬化过程。因此不能以为自己得了高血压，但无不适症状，就可以不服药，不治疗。

（9）洗澡沐浴时：在洗澡或沐浴时发生晕倒的事儿颇多，特别是老年高血压患者，这主要是老年人体质较弱，体温调节和血管舒缩功能较差，在热水或冷水刺激下，血管发生波动。同时，老年人在洗热水浴时水温不能过高，时间也不能过长，以免发生虚脱。

早晨宜锻炼身体吗

许多人喜欢晨练，其实在城市中，清晨和傍晚的空气污染是最严重的，而中午和下午的空气相对较清洁。另外，由于高血压患者的血压存在"晨峰"现象，就是说，每天早上7～9点血压最易上升，心脑血管事件最易发生，所以有的患者早上不吃降压药外出到公园锻炼，甚至有可能发生高血压脑病或中风。因此，锻炼最好选择在上午8点以后或下午5点以后，时间以30～60分钟为宜。

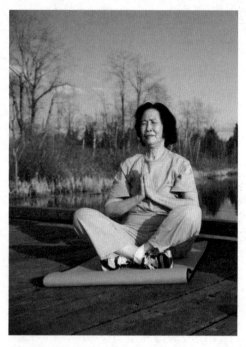

为什么忌盖厚被子、枕高枕头

睡眠时，人的血压下降，对高血压患者来说血管负担减轻，是可以放松休息一下的时候。

由于白天与夜间的血压不同，我们的身体在白天活动时，交感神经的作用是主导人体活动的中心；夜间休息时，副交感神经的作用是主导人体活动的中心。这两个系统的交替作用，成为昼夜血压不同的原因。

副交感神经具有使白天疲劳的身体在休息的同时为第二天储存能量的功能。为此尽可能抑制能量消耗，而且还要积蓄能量。

血管因输送的血液量少，末梢血管阻力相对变小，血液能顺畅流通，也就导致血压下降。可是无论怎样休息，为了维持我们的生命，一定量的血液流动、氧气的补给是不可缺少的。这时盖沉重的被褥就寝，氧气的消耗量过多，就要增加补偿量，这样好不容易休息的心脏，又必须急急忙忙地工作，得不到休息。

另外，高枕并非无忧。在休息时，血液量少，血压低，而高枕头不能保证输送必要的血液到头顶，也就出现了代偿性的血压上升。所以对于高血压患者来说，避开沉重被褥和高枕头，是身体休息的重要条件。

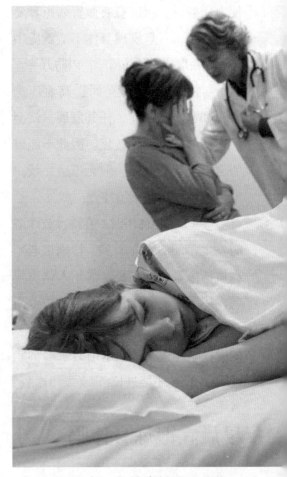

长期卧床休息有什么坏处

传统观点认为，如肾炎、高血压等慢性病患者应多睡觉、多卧床休息，这样有利于身体康复。现代医学证实，这种看法是不对的。

多数人患病后，就常躺在床上，忧心忡忡，思想过度紧张，甚至唉声叹气，情绪不振，加之脑组织要消耗大量的葡萄糖、氧气、脑卵磷脂、氨基酸等物质，会造成大脑暂时的营养不足，以致产生头晕、浑身乏力等症状，造成体力不佳。

长期卧床，就会降低胃肠功能，食欲不振，使全身营养缺乏，对身体本身和抵抗疾病都不利。严重者，因肢体总是处于静态之中，可能造成肌肉萎缩、骨骼脆性增大和关节不灵活，使肢体僵化。

人躺在床上长久不动，势必会造成血液循环缓慢。血液是身体一切组织器官供给营养、氧气的通道，如果血液循环不畅，会使全身健康受损，还会导致其他疾病的发生。

长期于室内卧床，空气中含有大量细菌、真菌和发酵颗粒以及二氧化碳、灰尘等有害物。空气不清洁，呼吸受阻，对高血压患者极为不利。如果出外活动，使新鲜氧气参与人体的生化代谢活动，有利于蛋白质的合成和增强免疫功能，对康复是有好处的。生活较有规律的正常人，体内的激素分泌是比较均衡的，一般白天较高，夜间较低。如果总是睡觉，就会扰乱内分泌系统的正常工作，扰乱生物钟。

生命在于运动，即使身体状况欠佳也禁忌睡懒觉或整天待在室内卧床不起，而是要根据个人的身体状况，进行力所能及的活动。专家指出，患者坚持每天3次，每次20分钟的户外活动，就会明显改善身

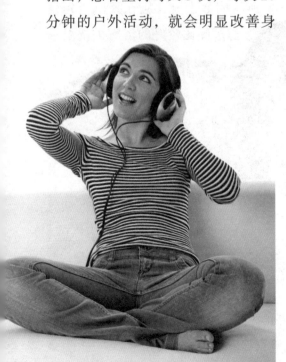

体器官的功能。

为什么忌听节奏快、强烈刺激的音乐

音乐可以调节人体的神经功能，优美动听的音乐，使人心情舒畅。但是，如长时间听节奏快、强烈刺激人体感官的音乐（如爵士音乐、摇滚乐），可使耳内末梢神经紧张，造成血管微循环障碍，使人体血液循环失调，引起血压升高。

所以说，高血压患者应该多听比较柔和的音乐。听音乐时，扬声器的声音忌开得太大。忌长时间戴耳机，因耳机长时间压迫末梢血管，也可引起人体血液循环失常、血压升高。

高血压患者洗浴六忌是什么

不产生热感或冷感的水温（35～36℃）能够减轻高血压患者的交感神经兴奋性，有助于降低血压。普通的高血压患者均可享受温水浴，但应注意下列禁忌：

1 忌饭后立即洗浴

由于进食后大量的血液流向消化

系统，如果高血压患者此时洗温水浴，会因皮肤血管的扩张和血流量的增加导致大脑和心脏的供血减少，发生心、脑血管意外。

2 洗澡时忌动作过猛过快

特别是老年高血压患者的血管均有不同程度的硬化，如果突然下蹲或身体前倾动作过猛，容易发生脑血管意外或心肌缺血。

3 水温忌过热

水温过热会使皮肤血管扩张，致使血压下降，易发生心、脑血管意外。

4 洗澡时间忌过长

特别是使用煤气、天然气等热水器的浴室内，时间一长，氧含量会发生明显的下降，

二氧化碳的含量会明显升高，对高血压患者是极其危险的。

5 酒后或过度疲劳时忌入浴

酒后洗浴可使血液中的葡萄糖在洗澡时因全身活动和血液循环加快而被大量地消耗掉，同时酒精又能妨碍血液中葡萄糖的恢复，伴有高胰岛素血症的高血压患者更不容易恢复血液中的葡萄糖水平，易引起休克。

6 忌到公共浴室去洗温水浴

因为公共浴室内的水温通常都比较高，明显地超过体温。并且一般的公共浴室通风设备都比较差，使人感到闷热、呼吸不畅，这样会使血压明显上升，应在家里或到设备条件比较好的浴室去洗温水

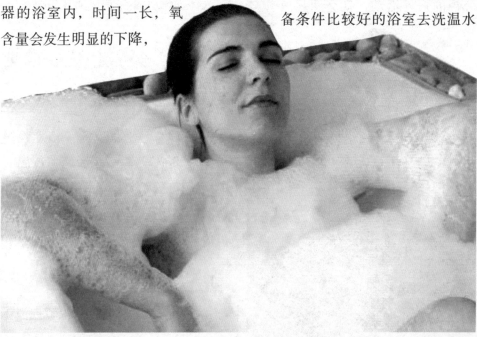

浴，控制适当的水温。

为什么忌长时间看电视

如今看电视已成为人们业余文化生活的重要内容。据国外研究，电视机在工作时，其显像管会发射一种较强的电子束，对人体健康有一定的影响，尤其对血压的影响较大。

长时间看电视后，可引起机体耗氧量增加和神经系统疲劳及感官能力减退，使人的工作效率下降。研究发现，连续看电视5小时以上时，血压明显升高。一般健康人在看过电视后不久，升压反应即刻消失，血压很快便恢复正常；但高血压患者的升压反应却可持续10～15小时，少数人还会出现颅内刺激症状，甚至诱发脑卒中或急性心肌梗死等。研究发现，所有高血压患者在看完电视之后，血压均上升，大约有1/3患者的血压直至次日还不能恢复到原有水平。因此，为了身体的健康和安全，不论是高血压患者还是正常健康人，看电视时均需注意以下几个问题：

（1）看电视时，室内光线不宜太暗，最好是有较弱的侧光照射。有些人喜欢关灯看电视，这种做法是不对的。

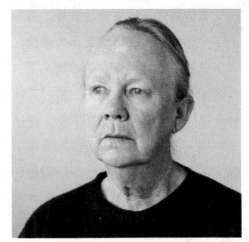

（2）避免电视画面"跳跃""闪烁"。惊恐、悲伤的情节，高血压患者以不看为宜。

（3）每次持续看电视的时间不应过长，在2小时以内为佳。中途应当休息片刻，到室外走走，眺望远方，活动肢体，呼吸新鲜空气。

（4）看电视的距离以距电视机不少于1.5米为度，眼睛视线的水平高于电视机屏面中心13°最为合适。

（5）看完电视后若有不适反应，应及时调理，以免造成不良后果。

老年高血压患者宜穿高领服装吗

老年高血压患者宜穿宽松、舒适得体的服装，忌穿高领服装，由于衣领比较高，且硬而紧，扭头时容易压迫颈动脉窦，导致晕厥的发生。

人体颈部平喉头的动脉处，有一个压力感受器，可以感受压力刺激，在压迫或牵拉时兴奋。正常情况下，在颈动脉窦受牵拉兴奋时，通过舌咽神经第一支至延髓的循环中枢，使迷走神经兴奋，导致心率减慢、血压下降，一般收缩压及舒张压下降程度均在 1.33 千帕以下，或者兴奋从延髓扩散至大脑使血管收缩，借此调节机体的血液循环，不会造成任何危害。但是，老年人由于动脉粥样硬化，可使颈动脉窦局部硬化，颈动脉窦过度敏感，当挤压颈部时，容易引起迷走神经反射亢进，使心率和血压骤降，造成脑供血不足而发生晕厥，有的甚至造成更严重的后果。

因此，老年人，特别是患有高血压的老年人，要尽量避免穿高领、较硬而紧的服装。

宜洗冷水浴吗

冬游或冷水浴受到一些喜欢锻炼之人的欢迎。因为冷水浴可以使人的心跳加快，血液循环加速，代谢增快，食欲增加，机体抵抗力增强，是一项非常有益的锻炼项目。但是，它对高血压患者来说，却是不适宜的。

高血压患者，特别是长期高血压患者，周身血管和心、脑、肾都有不同程度的病变，如小动脉透明样变性，管腔变窄，大中动脉粥样硬化等；心肌肥厚并扩大；病情进展极易出现心力衰竭或冠状动脉粥样硬化性心脏病；由于长时期的高血压，脑内可形成许多微小动脉瘤，一旦破裂便会引起脑出血。

脑血管硬化变窄，还会导致脑血栓的形成。在这种情况下，若再洗冷水浴，寒冷的刺激便会使外周血管痉挛，回心血量增多，体内儿茶酚胺释放增多，使血管进一步收缩，血压继续升高，使已经有病变的心、脑、肾的负担进一步加重。所以，高血压患者是不适宜洗冷水浴的。

过性生活应注意些什么

根据现代医学研究，在人类性反应周期中，男性在性生活前的兴奋期血压即稍有上升，临床观察发现，性生活对血压有显著的影响，正常人在性生活时血压会出现升高现象。正常人尚且如此，那么，本来就有高血压的人在性活动中血压升高将会更加明显。若性生活过度，还会有加重病情的可能。因此，高血压患者在性生活方面，必须注意下列事项：

1 注意性生活频率

一般来说，I 期高血压患者病情比较轻，无明显症状者，可不必过多限制性生活，每周 1 次无妨。II 期高血压患者，已有轻度心、脑、肾等脏器损害，此时房事应有所节制，以每 2 周 1 次为宜，且应在服用降压药保护下进行。性生活开始之前，最好先测量一下血压，若发现血压较高，可临时舌下含服硝苯地平 10 毫克，约过 15 分钟后再性交。III 期高血压患者，病情较重，血压多明显增高，且常呈居高不下状态，心、脑、肾等重要器官严重受累，并发症亦较多，此时即使有性生活也必须十分谨慎，若症状明显，血压又难以控制在安全水平内者，最好是停止过性生活。

2 掌握性生活的时间

性生活时间最好安排在清晨，如星期天早晨。因早晨起床前血压水平较低，且经过一夜的充足睡眠之后，精力也较为充沛，加上早晨人体性激素水平比较高，有利于性活动，故以此时进行性生活为宜。

3 性交动作注意事项

在性交过程中，动作宜轻缓，注意避免动作过于激烈，以防血压剧烈上升而发生意外。在性交体位上，应根据具体情况调整，如男方为高血压患者，可考虑采取女上位式，以减少运动量。在性交过程中，健康的一方应留意观察对方的反应，注意保护对方，一旦出现不适反应时，当立即中止性交。

4 病情不稳定时避免性交

在病情不稳定、血压波动较大，且有上升趋势时，应暂时避免性交。待血压得到控制后，病情稳定，而且比较安全的情况下，才可以恢复性生活。

5 其他影响因素

饮酒、饱食、吸烟、过度紧张、焦虑、情绪激动、过于疲劳，以及寒冷刺激等因素，皆可使血压暂时性升高，高血压患者应当避免在这些情况下进行性生活。

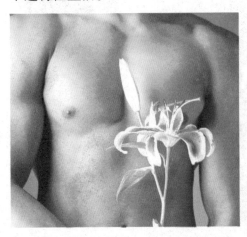

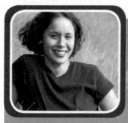

就医用药宜忌

在高血压患者的就医用药过程中，有一些必须牢记的注意事项，掌握这些注意事项对疾病的早日康复能起到关键的作用。

如何合理选用降压药

降压药千万别乱选择，一定要合理，合理应用降压药的高血压患者与其他高血压患者相比，平均寿命可得到提高。

1 要坚持合理的原则

（1）病情较重的应多用几种降压药。

（2）要注意在应用降压药过程中可能出现的各种不良反应。

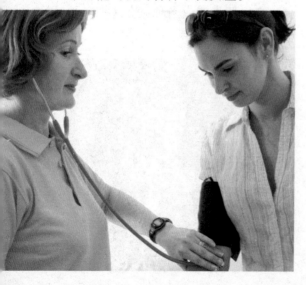

（3）要经常测量血压，根据血压变化来调整药物剂量。

（4）对轻、中度高血压，从小剂量开始逐渐增大剂量，达到降压目的后，再逐步改为维持量，以保持血压正常。

（5）要根据不同的类型、分期和有无并发症的存在，由医生决定采用何种降压药，自己切不可擅自滥用。

2 注意事项

（1）不要擅自更改药物的种类或剂量。

（2）不要相信一些偏方、秘方而停用降压药。

（3）不要完全相信自我感觉，如头晕等。血压高时可能会出现头晕，而血压低时，也可能会感到头晕。

3 合理选择药物的参考因素

（1）是否对器官造成损害。

（2）降压药的价格及患者的经

济承受能力。

（3）药物服用是否简单方便、依从性强。

（4）是否有限制使用某类降压药物的临床情况。

（5）是否与其他必须使用的药物产生不良反应。

4 常用的有效降血压药物

（1）利尿剂：双氢克尿噻和安体舒通。

（2）血管紧张素转换酶抑制剂：雅施达、开搏通、洛汀新、蒙诺、瑞泰、捷赐瑞、达爽等。

（3）β 受体阻滞剂：美多心安、康可、盐酸索他洛尔等。

（4）钙通道阻滞剂：心痛定、尼群地平、波依定、异搏定、恬尔心、络活喜、司乐平、合贝爽等。

（5）α 受体阻滞剂：高特灵、哌唑嗪等。

（6）血管紧张素 II 受体拮抗剂：又称沙坦类降压药。

这六种药物是当今国际上安全有效的治疗高血压的药物，它们的共同点是都有显著的降血压作用。

所有的降血压药物，均应在医生的指导下服用。

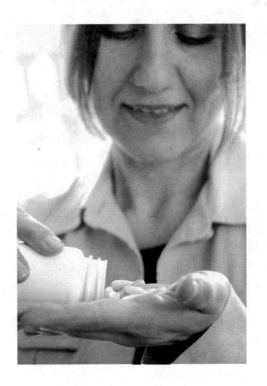

宜选什么时间服药

传统的服药方法，一般是每日服药 3 次。而新的服药方法是每天清晨醒后一次性服药。这种方法比传统方法所用的药量少一半，但却比传统服药方法更加见效。

通过实践研究表明，高血压患者的血压在清晨醒后变化最大，可以数分钟之内上升 2 ~ 5 千帕。午后血压逐渐下降，晚上睡眠后，血压会进一步下降。这种血压变化规律致使患者容易在早晨和夜间发生意外。早晨容易发生脑出血，而夜间则容易发生脑缺血。

传统的服药方法没有全面考虑患者的血压变化规律，只是一味地考虑降低血压，结果使清晨时的血压控制不理想，而下午和夜间常使血压偏低，容易发生缺血性脑中风，即脑血栓。

新的服药方法可以有效地防止清醒后的血压剧烈变动，使血压处于比较平衡的状态，上午的血压升高得到控制，到了下午和晚上，无需再服药，这样可防止夜间血压过度降低，从而达到预防脑中风的目的。由此可见，高血压患者选在清晨醒后服药是科学的。

服降压药时最好配点什么维生素

用药方法有许多讲究，有时候可以单一用药，有时候则需要联合用药，后者的效果往往更好。治疗高血压病，尤其是在治疗Ⅲ期高血压、高血压脑病和高血压危象时，经常合并使用维生素C或维生素P。维生素C和维生素P本身虽无降压之功，但对预防高血压脑溢血有一定的作用，故临床上常用其作为高血压病

的辅助治疗药物。

新鲜蔬菜和水果如橘、橙、番茄、菠菜、枣等均富含维生素C。它在体内参与糖的代谢及氧化还原过程，是人体合成细胞间质和胶原纤维过程中不可缺少的重要物质，若其不足或缺乏，便会出现细胞间质溶解、减少、变薄和含水量增多等病理现象。维生素C能促进细胞间质的合成，因而具有增强毛细血管的抵抗力、降低毛细血管的脆性和通透性的作用，所以它可用于高血压脑溢血的预防。

最近研究发现，血液中维生素C的高水平状态，可预防高血压。如美国科学家研究发现，血压值均与维生素C的浓度呈负相关。科学家认为，维生素C抗高血压的机制与其能消除损伤血管基底膜而导致血压升高的

自由基有关。

维生素P，存在于芸香叶、杏、枣、番茄、橙皮等内，槐花、荞麦花内含量尤为丰富。现供药用的维生素P大多由槐花和荞麦花中提取而得。它具有维持或增强毛细血管正常抵抗力、降低其通透性的作用，缺乏时毛细血管壁脆性增加。其作用机制可能在于维生素P能够抑制透明质酸酶。因透明质酸酶能水解透明质酸，而透明质酸是构成毛细血管壁和其他组织细胞间质的基质，透明质酸水解后，毛细血管的抵抗力即降低，通透性和脆性增加，因而容易出血。所以，临床上常将维生素P用于高血压的辅助治疗及防治脑溢血等。

治疗高血压的常用中成药有哪些

目前，治疗高血压病的药物有许多种，中成药的数量也很多，但其中疗效较为确定、临床常用的中成药主要有以下几种：

1 脑立清

具有镇肝潜阳降逆作用。用于气血上逆的头晕目眩、头疼脑涨的高血压患者。

2 杞菊地黄丸

具有滋肾阴、清肝热的作用。适用于肾阴虚引起的头晕、眼花、目涩、五心烦热、腰膝酸软、年老体弱、病程较久的高血压患者。

3 清脑降压片

具有滋阴清肝、潜阳降压的综合作用。适用于头晕目眩、失眠烦躁、耳鸣耳聋、舌头少苔等肝阴虚、肝火旺的高血压患者。

4 当归龙荟丸

具有清肝泻火、通便导滞的作用。适用于体质壮实、面红目赤、烦躁不

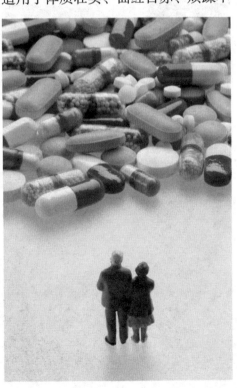

安、大便秘结、头痛头晕较剧甚至呕吐抽搐等肝火较盛的高血压患者。

5 龙胆泻肝丸

具有清肝火、泻湿热的作用。适用于年龄轻、病程较短、头痛、头热、头胀、小便短赤、舌红苔黄等肝经实热的高血压患者。按肝火症状的轻重适量服用，应慎重服用本药物，或遵医嘱服用，注意不宜长期服用，以免带来不良反应。

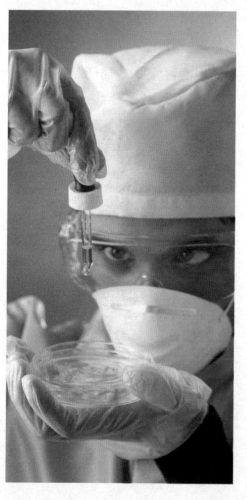

如何自我调整降压药

高血压病是一种慢性疾病，多数患者需要长期甚至终身服药治疗，久而久之，患者自己都能摸索出一套自我调节降压药的方法。当然，这要根据血压的变化、病情的好坏，随时进行适当的药物调节。

患者家中应自备血压计，而且患者及家庭其他成员应学会正确地测量血压，观察血压变化，判断治疗效果，同时适当调节药物品种和剂量。从临床实践来看，治疗过程若出现以下两种情况，可进行药物的调整：

（1）在降压过程中，如果血压下降较快，同时伴有头晕甚至晕厥等脑部缺血症状时，应积极寻找原因。

假如因服药等治疗因素引起，应暂时将部分或全部药物停服，观察血压及病情变化。如果是非药物或治疗因素引起，如由于精神刺激、运动方式不正确或运动量过大等因素引起，应尽快解除这些不利因素，血压和症状也就会逐渐恢复正常。

自我进行药物的调节时，首先应对病情有详细的掌握，对药物性能要了解，而且还要严密监测血压和病情变化。另外，若自行调节两三天，血压及症状仍无改善甚至病情加重时，应尽快请医生诊治或送医院治疗。

（2）虽然按医生建议仍在服药治疗，但其降压效果不佳，血压仍然持续在原来水平。也有的血压不但不降，反而升高，并出现恶心、头痛、头晕。

此时可以调整药物，如原来使用单一药物降压，此时将药物加服1次或多次，直至血压降至理想水平。有的为了立即奏效，可临时加服或舌下含化消心痛一片，无消心痛时口服心痛定也可，如果原来已按医嘱进行阶梯疗法服药，也可采用加服其中的一种药物，用量和加服的次数要根据病情、症状来定。但原则上需从小剂量少次数开始，逐渐增加，直到血压恢复正常后再恢复原治疗方案。如果病情变化较大或自行调节药物后疗效仍不明显，应立即到医院就诊。

血压骤升如何用药

一般来说，对高血压病的治疗，应坚持用药个体化，即根据患者的具体情况制订用药方案，并根据血压的动态变化（一般规律为傍晚血压开始下降，午夜降至最低，凌晨又开始回升，上午至中午达到高峰），安排用药时间，只有这样才能获得满意疗效。

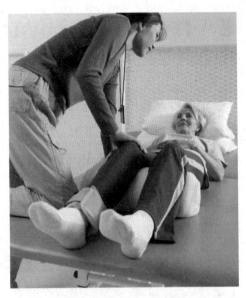

患者在情绪激动、外伤、感染及其他外界刺激的情况下，很容易使血压突然升得很高，这对高血压患者来说是十分危险的。此时，必须采取应急措施控制血压。以前，紧急降压一般都是静脉注射利血平或硫酸镁，这种方法不仅不适合家庭使用，而且效果也并不十分理想。随着医学的发展，近年来，已有许多快速型降压药（如尼群地平、心痛定、卡托普利等）投放市场，这些药物不仅起效快，作用强，而且使用方便，只需舌下含化便能收到快速降压的良好效果。高血压患者一旦出现血压突然升高，即可选用这些药物应急，待消除引起血压突然升高的原因，血压恢复到原来的水平时，再按原先制订的治疗方案用药。当然，定期到医院检查还是必要的。

老年性高血压治疗中宜注意什么

老年性高血压有着特殊表现，在治疗中应特别注意以下事项：

（1）有的老年人由于没有症状，不愿意接受检查，做子女的应该加以劝说，以取得配合。

（2）高血压状况，在老年人身上有时并不明显，因为他们已经适应了这种状况。此时采取降压治疗或者由于药物本身的作用，反而容易出现不舒服的感觉，所以在降压治疗

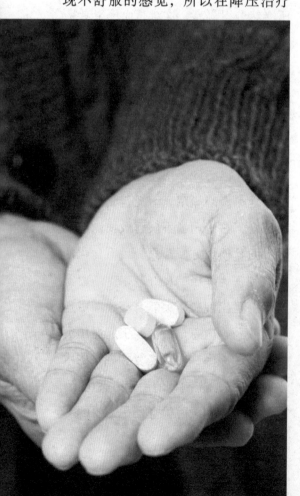

过程中应循序渐进，避免血压的大波动。

（3）考虑到体位性低血压的特点，要避免使用可能会引起体位性低血压的药物，如神经节阻断药物。该类药物现在已较少使用。

（4）老年人的代谢减慢，更容易出现一些药物的不良反应，所以药物的剂量可以适当调整。

（5）单纯收缩性高血压的治疗比较困难，需要更多的耐心才能取得较好的效果。

（6）在低盐饮食方面要适当，不必要求太严格。

（7）在老年性高血压的药物治疗中，多采用以下几种药物：①利尿剂；②β受体阻滞剂；③钙拮抗剂；④血管紧张素转换酶抑制剂。在以上药物治疗中，一般先采取单一药物就可以达到降压效果。

怎样合理应用降压药

通过大规模调查发现，合理应用降压药的高血压患者与不用降压药的高血压患者相比，平均寿命可得到提高。因此，凡被确诊为高血压病并由医生决定需用降压药物治疗患者，必须坚持合理应用降压药。在用药过程

中，应坚持以下原则：

（1）不要凭自我感觉增加或减少剂量，以免出事。自我感觉是不可靠的，比如头晕，血压高时会头晕，而血压低时也会感到头晕。

（2）要根据不同的类型、分期和有无并发症的存在，由医生决定采用何种适宜的降压药，自己切不可擅自滥用。

（3）不要自己擅自更改药物的种类或剂量。

（4）对轻、中度高血压，要选一种降压药，从小剂量开始逐渐增大剂量，达到降压目的后，再逐步改为维持量，以保证血压不再增高。

（5）病情较重的要联合应用几种降压药，可提高疗效，减少不良反应。

（6）要密切注意在应用降压药的过程中可能出现的各种不良反应，以便及时发现并加以纠正。

（7）在用药过程中，要经常测量血压，根据血压变化而调整药物剂量。

（8）不要轻信传言和广告，切莫停用降压药而改用偏方、秘方或用保健品代替降压药，以免造成严重后果。

高血压病能彻底治愈吗

高血压病能不能彻底治愈，这是

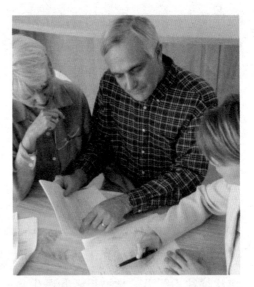

许多高血压患者比较关心和经常问到的一个问题。对于这个问题不能简单地回答，其影响因素是多方面的。

1 病因不明

关于高血压病的病因有很多说法，可从不同的角度来说明高血压的发病机制，如精神—经络学说、肾源学说、内分泌学说、遗传学说、摄钠过多学说等，这些学说都有充分的理论和事实根据，但均有一定的局限性，只能反映高血压发病机制的某些侧面，而不能全面阐述，所以治疗起来很难全面地针对病因进行治疗。

2 诱因较多

高血压病的诱发因素很多，如高脂高钠饮食、酗酒、吸烟、肥胖以及有遗传家族史等，而我们目前治疗高血压的一些措施，包括药物治疗和非药物治疗，多为针对高血压病的某些病理生理特点进行用药和针对产生高血压的诱因，力图使其消除或降低到最低点，却不是病因治疗，因此，说高血压只能控制，不能治愈，也不是没有道理的。

3 ▶ 症状隐匿

高血压病的早期和中期，患者的症状往往不明显，常被患者和医生忽视，待发现后，血管早已硬化和其他并发症已经发生，治疗方法只能是降压，然而即使血压得到控制，也不等于彻底治愈。

4 ▶ 病程较长

高血压病是一种慢性疾病，病情进展缓慢，时间较长且易复发。所以多需长期坚持治疗，想一下子治好也是不现实的。长期有规律地治疗，是防止高血压发展的有效措施，并能减少和延缓并发症的发生。因此，高血压患者应长期坚持不懈地治疗。

哪些因素易引起血压升高

据资料显示，长期使用血浆制品、生理盐水、抗生素钠盐，服用非甾体消炎药（如炎痛喜康、消炎痛、布洛芬）等，可引起高血压或加重原来的高血压。痢特灵、胃复安、灭滴灵、红霉素、中药生地黄和肾毒性抗生素（如林可霉素、庆大霉素、链霉素）等，也有引起高血压的不良反应。

口服避孕药、肾上腺皮质激素、中药甘草及其制剂以及酒精等，也会通过增加细胞外液升高血压。专家认为，任何损害肾功能的药物都可升高血压，尤其是老年人、儿童、肾功能不全的患者更容易出现高血压。所以，自购自服药物时必须慎重对待，切莫随意滥用药物。

另外，一些富含酪胺的食物也与血压升高有一定关联，尤其是在服用单胺氧化酶抑制剂如痢特灵、苯环丙胺时，需忌食富含酪胺的食物，如奶酪、香蕉、动物肝脏、腌肉、红葡萄酒等。

长期饮酒既可刺激肾上腺皮质激素分泌，提高血浆儿茶酚胺水平，增强血管平滑肌收缩使外周阻力增加，也可直接损伤肝细胞，使盐皮质激素在肝脏灭活减少。因此，酗酒是高血压、动脉硬化发病的重要因素，人们应该高度注意。

有些人认为血压升高一点没关系，或认为血压一过性升高对身体危害甚微，这都是错误的。即使是轻度高血压，也有发展成为终末期肾病的危险。尤其是中老年人，血管壁弹性减弱，或轻或重地存在有血管硬化的情况，突然的血压升高，很可能诱发脑中风和心脏猝死，对此要高度重视。

什么是睡眠性高血压

睡眠性高血压指常在睡眠时或睡醒后血压升高。其发病原因可能与睡眠时呼吸浅慢，心率快慢波动、暂停，血氧饱和度下降，二氧化碳浓度升高而导致的交感活性增高有关。多见于阻塞性睡眠呼吸暂停综合征的患者和鼾症伴有睡眠呼吸暂停的人。

1 睡眠性高血压的危害

当睡眠时上呼吸道分泌物增多或阻塞，就会引起血氧饱和度下降，二氧化碳浓度升高，从而导致交感活性增强。而交感活性亢进可造成周围阻

力小动脉发生代偿性改变，引起管壁肥厚，管腔狭窄，对收缩血管活性物质的反应性增高，使之出现血压升高，并常因血气改变而发生各种心律失常及其他并发症。

2 睡眠性高血压的治疗

对睡眠性高血压的治疗，主要是矫正气道阻塞所致的呼吸暂停。一般在气道梗阻解除后，大多数患者的血压会明显下降，甚至降至正常。睡眠姿势的选择，对睡眠性高血压有一定的治疗作用，睡眠时应取右侧卧位，尽量避免或减少打呼噜、憋气，以免呼吸暂停而致血压

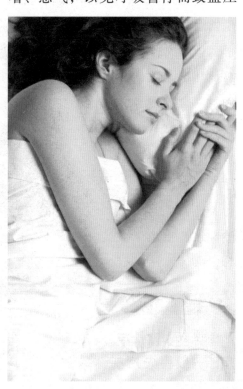

升高。同时还应注意睡前勿喝酒、吸烟，不服安眠药，保持鼻道通畅，不用嘴呼吸。一旦发生睡眠性高血压，要及时到医院诊治。手术切除增生的扁桃腺、多余的咽壁脂肪组织或做悬雍垂咽腭成形术，扩大咽部呼吸道，可达到气流通畅的目的。

妊娠高血压患者须知

妊娠高血压是全身性血管痉挛，而其中挛缩的结果会造成血液减少。临床常见之症状：全身水肿、恶心、呕吐、头痛、凝血功能障碍、视力模糊、血小板减少、上腹部疼痛、胎儿生长迟滞或胎死腹中。

哪些人较易发生妊娠高血压呢？常见有初产妇、家族史曾发生过妊娠高血压、多胞胎、葡萄胎、已有高血压或肾脏疾病、胎性水肿胎儿等。

1 如何预防

预防胜于治疗，一般要先控制

饮食，勿吃太咸或含钠高的食物，例如腌制品、罐头加工食品等，再来控制血压。对于住院的孕妇除了口服降低血压药物之外，会给予硫酸镁以预防痉挛的发生。不过血中镁浓度必须维持一定治疗浓度，太低无效，太高又怕会产生不良反应，比如：

（1）深肌腱反射消失；

（2）呼吸速率小于12次/分；

（3）4小时排尿量少于100毫升等。因此，要经常抽血检查以监测镁离子浓度。

2 日常生活宜注意

（1）睡觉时宜采取左侧卧位，可减轻子宫压迫下腔静脉，因而使静脉回流增加，进而增加全身血循环、胎盘和肾之血流灌注而使血压下降。

（2）维持高蛋白的饮食，每天80～90克的蛋白质摄取，可补充尿中流失的蛋白质，减少水肿的危险。

（3）正常在怀孕末期会有足部水肿，但妊娠高血压之水肿通常会出现在第二妊娠期，且会进展到眼睑。

（4）自行监测血压，可每天早晚各测一次并做记录。

（5）每1～2周做一次产检，一旦有异常应尽早就诊。由以上可知妊娠高血压是怀孕过程中的一项危险疾病，所以应当有所警惕。

我国高血压的主要特点

目前我国高血压患者现状存在"三高""三低""三个误区"的特点。"三高"，即指高血压患病率高、病死率高及致残率高。患病率高，据统计，目前已有2.5亿多患者；病死率高，是指高血压病死率已居心血管患者死亡的首位；致残率高，即每年心脑血管病死亡350万人，其中一半以上死亡与高血压有关，而那些幸存下来的患者，绝大部分也不同程度丧失了劳动能力。"三低"，即指知晓率低、服药率低及控制率低。知晓率低，是指了解自己患高血压的还不到高血压患者的1/2；服药率低，是指知道自己患高血压需要服药，但能遵医嘱服药的还不到1/4；控制率低，由于不遵医嘱服药等原因，高血压发病的控制率不到5%。在高血压治疗过程中，往往存在"三个误区"，即患者或不愿服药，或不难受不服药，或不按病情科学地服药，这是非常错误的。因为，提高服药率及控制率，是当前治疗高血压成败的关键因素。

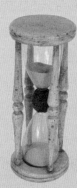

体位性高血压患者须知

体位性高血压是指患者在站立或坐着时血压增高，而在平卧位时血压正常。这种高血压在高血压患者中占10%左右。此病的特点是，它一般没有高血压的特征，多数在体检时或偶然中发现，其血压多以舒张压升高为主，且波动幅度较大。个别严重者可伴有易疲倦、心悸、入睡快等症状。血液检查血浆肾素活性较正常人高，甚至超过一般高血压患者。

1 体位性高血压的发病机制

体位性高血压的发病机制，一般认为与静脉、静脉窦的"重力血管池"过度充盈有关。

心脏水平面以下部位的静脉和静脉窦，在受到血液重力影响时，会胀大起来。当人平卧时这些血管池不受什么影响，但在站位或坐位时，由于瘀滞在下垂部位静脉血管池内的血液过多，使回流心脏的血流量减少，心排出量降低，从而导致交感神经过度兴奋，全身小血管，尤其是小动脉长期处于收缩或痉挛状态，造成血压升高。有些人对这种反应较为敏感，所以可产生体位性高血压。

2 体位性高血压的治疗

对于体位性高血压的治疗，一般不用降压药治疗。若使用降压药，如利尿剂等，不但不能降压，反而会激发血压进一步升高。因此，主要治疗方法是加强体育锻炼，提高肌肉丰满度，个别症状明显者，可适当服用脑复康、B族维生素、肌苷、谷维素等，对神经加以调节即可。体位性高血压一般愈后较好，没有远期不良后果，但在诊断时应明确是否为体位性高血压，以免采用不必要或错误的治疗措施，造成严重的后果。

为什么忌一降压即停药

高血压是一种慢性疾病，需要长期服药，如果患者在应用降压药物治疗一段时间后，症状好转，血压降至正常，便认为高血压已治愈而自行停药，结果必然是在一段时间后血压又升高；如果再用药使血压下降后又停药，便人为地造成血压降低–升高–再降低–再升高，这样不仅达不到治疗效果，而且由于血压波动幅度较大，将会引起心、脑、肾发生严重的并发症，如脑溢血等。

正确的服药方法是服药后如果血压下降，可采用维持量继续服药，或者在医生的指导下将药物进行调整，可以增减药物品种或服药剂量，而不应血压一降，便断然停药。

用针灸治疗能代替降压药吗

传统中医针灸疗法对调节高血压患者的自主神经功能、脂质代谢，减轻各种症状有一定的效果。有的高血压患者血管扩张性头痛发作，服用多种药物无效时，可选取阳陵泉、百会、太冲等穴位进行针灸治疗，效果不错。用电针强化刺激治疗可以起到立竿见影的疗效。

首先，应该怎样认识针灸法降压呢？实践证明，体针刺激足三里、百会、风池、内关、三阴交、曲池、阳陵泉等以及耳针刺激耳部降压沟、心区、皮质下、神门、交感等穴位均能起到降低血压的作用。其机制是根据中医经络理论，高血压患者的穴位上的生物电能量高于正常人的原理，通过刺激穴位，定时定量地放电，从而达到降低血压、减轻症状的目的。但不足之处是降压幅度不够大，疗效维持时间较短。

曾有实验对轻、中度高血压患者用降压仪对耳背降压，第一次治疗后，

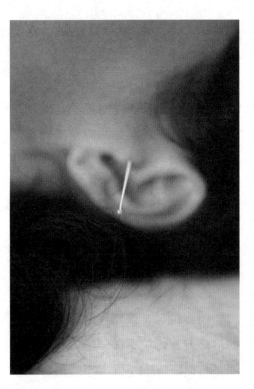

动脉血压是血液流向各组织器官的动力，对保障各组织器官所需要的血流量具有重要作用。高血压患者由于血管弹性下降，脆性增强，或血管内壁逐渐有类脂质和胆固醇沉积，久而久之，形成血管内壁粥样硬化和斑块。此种情况下，若服用降压药剂量过大，使血压骤然大幅度下降，势必会使心、脑、肾等重要器官血流量减少，缺血缺氧，发生机能障碍，甚至发生心肌梗死和脑梗死等严重并发症。

老年人多会由降压过度引起心肌梗死和脑梗死。因为老年人的压力感受器不敏感，对迅速下降的血压其代偿能力较差，心肌及大脑对低血压的耐受性也较差，容易造成血量灌注不足而发病。

高血压脑出血在用降压药治疗时，应随时注意血压变化，并密切注意患者的心脏功能，可按常规定时做心电图检查，以防止由于心肌梗死而引起心源性休克。血压过低或心律失常也应及时处理。

因此，高血压患者在治疗的过程中，降压必须平稳，不宜过快。一般而言，收缩压只能降 20% ～ 25%，舒张压降至 13.3 ～ 14.3 千帕或恢复到发病前的水平即可。舒张压较低、脉压差较大者不宜用降压药。

基本上接近治疗前水平。再进行一次治疗，血压又发生类似程度的下降，但仅能持续 4 小时。降压有效率为：半小时高达 96.6%，2 小时 93.3%，4 小时 63.4%，8 小时 30%。因此，从耳部降压沟电刺激看，针灸降压疗效确实有效，但由于幅度不够大，疗效不够持久，因此治疗高血压，绝对不能单单用针灸的方法，应综合治疗。

血压降得越低越好吗

高血压属于慢性疾病，这就使得高血压患者必须坚持长期降压治疗，但绝不可降压过度。这是因为人体的

睡前服药好吗

健康人的血压并不是恒定不变的。由于人体生物钟的作用，血压在一天之中会有昼夜节律性波动，即白天升高，夜晚降低，尤其是入睡后更低。据观察发现，当人入睡后血压最多可下降20％，且以睡后2小时最为明显。

因此，高血压患者若在临睡前服用降血压药物（一般降压药的作用高峰期多在服药后2小时左右），其降压作用正好与入睡后血压的自然下降在时间上相重叠，这样势必导致血压显著下降，使心、脑、肾等重要器官发生供血不足。此时，脑部因血流量明显减少，血流缓慢和血黏度增加等原因而极易发生血液凝固现象，形成血栓，并造成该血管堵塞，使其所供养血液的脑组织缺血缺氧，

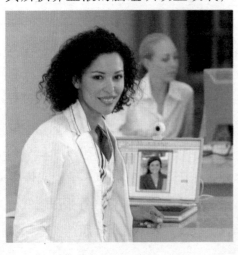

出现失语、偏瘫等严重症状，致使脑血栓形成。

所以，高血压患者在药物治疗期间必须遵从医嘱，按时服药。此外，除非有特殊情况（如当时血压确实过高），一般均应禁止在临睡前2小时内服用降压药，以免发生意外。

老年高血压患者降压降到正常水平最好吗

前面说过，血压骤降或降压过度的治疗方法均是不科学的。那么，是不是将血压降到正常水平就最好呢？这要视具体情况而定。60岁以上的老年人，均有不同程度的动脉硬化，为此，偏高些的血压有利于心、脑、肾等脏器的血液供应。如果不顾年龄及患者的具体情况，一味要求降到正常水平，势必影响上述脏器的功能，反而得不偿失。正确的做法是根据患者的年龄和脏器的功能情况，将血压降到适当水平，特别是老年人，不可过度降低血压。

在施行药物降压治疗时，应考虑到预防并发症，血压不得过于降低，且降压速度不可过快，幅度也不宜太大。对伴有并发症的中年患者，通常要求使血压降至18.62/11.97千帕左

右。高血压病Ⅲ期，患者多有明显的动脉硬化和心、脑、肾等重要器官功能损害，同时颈动脉窦及主动脉弓之压力感受器反应亦迟钝，调节功能减退，易发生体位性低血压。因而其降压不能操之过急，以逐渐降低到 20/13.3～22.7/14.7 千帕或原来血压值的 70%～80% 为佳，尤其是血压持续在 26.7/16 千帕以上者更应注意。

降压幅度是否合适，还应注意患者血压降低后症状是否有所改善，若虽血压有下降甚至已经正常，然而头晕头痛等自觉症状反而加重了，这说明降压的幅度和现有的血压值不适合该患者，要重新调整。

高血压患者宜服避孕药吗

一些育龄女性，通常采用避孕药避孕，但并非人人适用。近年来，国内外众多研究人员分析认为，患有高血压、冠心病、静脉血栓病等心血管系统疾病的育龄女性，不宜服用避孕药。

不论年龄大小，患有高血压病的女性在口服雌、孕激素的复方制剂避孕药 1 年后，多数人收缩压和舒张压都会有小幅度的上升，生化检查可见血浆中的肾素活性、醛固酮和血管紧张素 Ⅱ 均有升高。导致血压升高的原因与避孕药中所含的炔诺酮有效成分有关。

避孕药中孕激素通过对血脂代谢而影响降低血中高密度脂蛋白并加速冠状动脉粥样硬化，其中的雌激素成分与造血功能亢进、血栓形成和冠状动脉痉挛有关。故有人主张 40 岁以上的女性，或者患有高血压、冠心病、高血脂、心肌梗死等病症的女性，不宜服用避孕药。

另外，避孕药中的雌激素可使血清内脂质增加，胆固醇和三酰甘油的浓度上升，血小板的黏附性也增高，以致血凝过程及纤溶反应改变，导致血黏度升高而易形成血栓。故对有血栓性静脉炎的女性来说，也要避免服用避孕药。

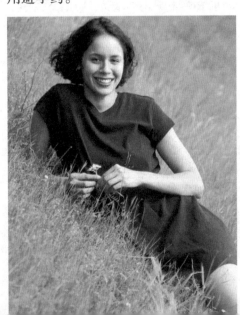

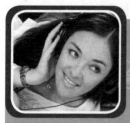

保健娱乐宜忌

高血压患者在日常保健和娱乐的过程中，有一些需要牢记的注意事项，如果都能做到的话，将有助于高血压患者的早日康复。

高血压患者宜经常梳头吗

"发宜常梳"是我国古代养生保健的方法之一。中医学认为，头为诸阳之会，汇集着人体十二经脉和奇经八脉等数十条经脉穴位。通过梳头刺激这些穴位，可通经活络，促进血液循环，调节大脑的供血供氧量，缓解大脑疲劳，恢复大脑活力，提高大脑的灵敏度。同时，还可以通过梳头有效地调整和强化脏腑功能，从而起到防病治病和强身保健的作用。

梳头所经过的穴位有神庭、上星、百会、玉枕、风池、太阳等。这些穴位若得到良好的按摩刺激，有平肝息风、开窍宁神之效。实践证明，经常用梳子梳头，对改善大脑皮质的兴奋与抑制过程和调节中枢神经系统的功能，均十分有益。对于心血管疾病患者来说，梳头还可起到降低血压、软化血管和养精安神的作用。

梳头疗法的保健作用，已引起人们的重视。梳子应使用竹木或牛角类的天然材料制品，选购时要注意：梳齿太尖，容易划破头皮；梳齿太密，容易夹着头发；梳齿过疏，达不到梳理和清洁的目的。

高血压患者进行梳头疗法，应持之以恒，每日早、中、晚各梳1次；每次梳理以2～3分钟为宜。梳头动作宜轻，速度宜缓，以舒畅为宜。

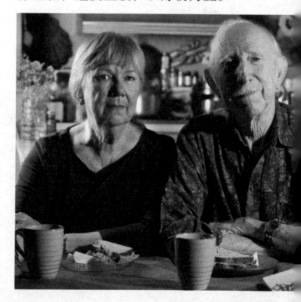

高血压患者宜深呼吸吗

高血压是临床发病率较高的疾病之一。每天来医院就诊的高血压患者络绎不绝。但是，这些患者并不一定全是高血压病。为什么？原因就在于患者就诊时精神紧张，忧虑不安，往往容易出现血压升高的现象。如果患者出现了这种现象，来医院就诊时血压就会升高。

到医院就诊，在医生量血压前做深呼吸，缓缓地重复几次，让心情尽量放松，这时血压往往会下降。做深呼吸时，闭上眼睛，头和肩、手和脚都不要紧张，身体尽量放松，缓缓地做深呼吸，这是一个窍门。身体用力或撅起嘴唇吐气，心里想问题时，血压不但不会下降，反而还会上升。若能做好深呼吸，那么不可思议的事情就会发生了，血压将会大大降低，下降 3～5 千帕(30～40 毫米汞柱)都不稀奇。"通过某种方法降低了血压"等，健康杂志上曾经出现很多这样能引起高血压病患者注意的标题。很多人想马上尝试这种方法，这也是人之常情。但是，服药、饮食等单纯的方法都不能像深呼吸这样瞬间便能降低血压。深呼吸法很安全，而且没有不良反应，大家不妨耐下心来试试看。

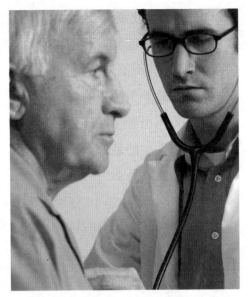

高血压患者宜用干布摩擦身体吗

高血压患者可以用干布按照手、胸、背、足的顺序，向着心脏的方向摩擦全身。如此可增强对皮肤的刺激，使末梢血管扩张，促进血液循环。若能每天坚持不断地做，可以预防感冒。

不过应该避免用冷水摩擦，冬天时更应该在暖和的屋子里进行。

如何自我放松辅助降压

长期过度紧张是高血压患者的大敌，常成为高血压患者发生意外的重要诱因，防止持续或过度的紧张情绪，最好的办法是学会自我放松。下面的自我放松法可用来辅助降压。

（1）起床要动作缓慢：早晨醒来，不要急起，应放慢速度和节奏，缓缓起身，从容不迫地穿衣服和洗漱，以适应刚从睡梦中醒来的身体机能状态。因高血压患者一般都是血压在睡眠时处于一天中的最低水平，刚醒后不宜立即做剧烈活动。

（2）早饭后小坐10分钟：早餐后，胃肠道充血，大脑相对供血不足，不应立即动身上班，可稍坐10分钟左右，再不慌不忙地上班，或做其他活动。

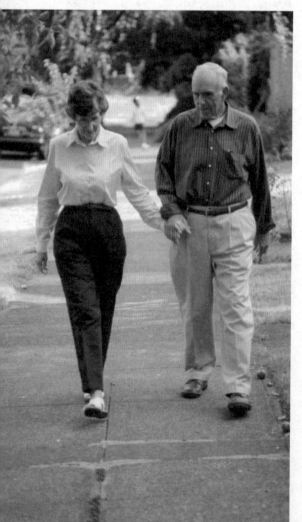

（3）连续讲话勿超过半小时：据研究，连续长时间讲话可使血压增高，对高血压患者尤为不利。因此，高血压患者连续讲话的时间不宜超过半小时。如因工作需要，可在讲话中间休息几分钟。

（4）乘车时可闭目养神：在拥挤、嘈杂的汽车上，高血压患者尤其应该学会自我放松。要选择比较宽松、僻静的角落，躲开拥挤之处。同时，可闭目养神，默想些什么，力求超脱杂乱环境的干扰。

（5）午饭后小憩一会儿：午饭后，高血压患者应小睡半小时左右。如无条件，可坐着打个盹儿，能使血压下降。

（6）晚饭后散步半小时：晚饭后稍坐一会儿后，可走出家门，到宁静的地方散步半小时左右。散步时要缓行，边走边观赏周围景色，如能与亲人为伴更好，边走边谈心，会使全身变得放松。

（7）看电视要有节制：连续看电视2小时以上可致血压增高。因此，高血压患者每半小时左右，应到室外活动几分钟，或闭目养神几分钟。同时，不宜看情节紧张、场面惊险的镜头。另外，高血压患者在看电视时，不宜全神贯注地看，应采取欣赏的方法。

（8）排便时要"自我放松"：排便时用力过猛常会引起血压骤然增高而发生意外。因此，高血压患者应学会排便时的"自我放松"。首先，不要有意拖延排便时间，以免大便来得过急。其次，放慢解便速度，轻轻用力，不要蹲得时间过久。发生便秘应及时治疗，不要强行排便。

为什么高血压患者忌暴饮暴食

过量饮酒特别是饮烈性酒，会使血压升高。尤其是老年高血压患者的肝脏解毒能力较差，也易引起肝硬化及心肌疾患、胃黏膜萎缩，且易引起炎症和出血，故不可贪杯暴饮。

同时吃得过饱会使膈肌位置上移，影响心肺的正常活动。加之消化食物需要大量的血液集中到消

化道，心脑供血相对减少而诱发中风。而老年高血压患者的消化功能减退，饮食过饱易引起消化不良，容易发生急性胰腺炎和胃肠炎等疾病，使因心脑供血相对减少而诱发中风的可能性增大。

为什么高血压患者忌过度疲劳

过度疲劳可使高血压、冠心病等疾病加重。尤其是年龄较大的高血压患者，若体质较差，对疾病的抵抗能力较弱，更不能过度疲劳。高血压患者应科学地安排生活，做到劳逸结合，防止因各种原因（如家务劳动或外出游泳等）所致的过度劳累而加重病情。

为什么高血压患者忌过久直立

在自然条件下，四足类动物很难染上高血压病，而人和猿猴却例外。科学家发现，当人由平躺的姿势转向站立时，由于地心引力的作用，由心脏排出的血量每分钟要减少10%～30%，个别情况下减少得更多。为了适应这一急剧变化，动脉血管反

射性地发生收缩、变窄，使其容量与心脏排出量接近。待心脏排出量恢复，动脉血管的容量也会相应增大。如果站立时动脉血管不收缩的话，就会出现低血压，大脑首先缺血，有休克之虞。动脉血管这种功能反应又称为血管应力反应。

血管的应力反应是有一定限度的，如果一昼夜直立超过16小时，动脉血管的应力反应就会加大心脏负荷。人的一生中，这种应力反应的机制是逐渐形成的，所以与年龄成正比

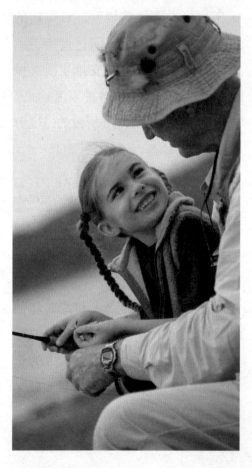

关系。当这种应力反应机制调节功能长期紧张而发生失控时，就有可能发生高血压病。因此，既要主张每天有一定量的运动，也要提倡保证一定时间的静坐和平卧休息。人们躺下休息，不仅仅是为了恢复体力和脑力，也是为了让血管张力得到恢复。高血压患者直立时间每天不要超过16小时，休息时可采用卧位，哪怕是5～10分钟也是有益的。坐位时可把双腿抬高，增加回心血量，每次15～20分钟，这对长期从事站立或行走工作的高血压患者很有好处。站立时紧张心理对心血管的影响更大，故宜散散步，或坐在沙发上，把腿抬高15～20分钟。睡眠时体位不要僵直固定，最好取躯干蜷曲位，腿略抬高，有利于心血管系统休息得更好些。尤其应避免站着吃东西或边走边吃，这样会增加心血管系统调节的紧张性，对高血压患者尤其不利。

为什么高血压患者忌长时间接听手机

手机在很大程度上会导致血压升高。通过有关实验研究，手机所发出的射频磁场会导致血压上升。

在一次医学实验中，被测试者都

把手机放在右耳边，医务人员在不同的间隔时间内用遥控器启动他们的手机。然后，研究人员对他们的心脏功能和血压状况进行了测量，结果发现，持续 35 分钟的射频电磁场辐射使他们的血压升高 0.665 ~ 1.333 千帕（人类正常血压指数是 10 ~ 18 千帕）。

这一发现对高血压患者来说是个坏消息。高血压是导致心脏病和中风的重要危险因素，而这两种疾病是发达国家居民最主要的疾病。研究人员发现，手机之所以导致血压上升，原因是射频电磁场造成的血管收缩。

为什么高血压患者忌抑制哭泣

我国自古以来就有"男儿有泪不轻弹"的说法，其意思是说，男子汉应该坚强，不能动辄就哭泣，即使十分伤心、悲痛，也应加以控制。这对男子汉的性格修养来讲，是有其积极意义的。但是，从生理保健的角度来看，却是不宜的。

有一位心理学家曾作过一次调查，他把一些成年人按照血压的状况分为两组，即血压正常者为一组，高血压患者为一组。然后，一一调查他们是否哭泣过。调查结果是：血压正

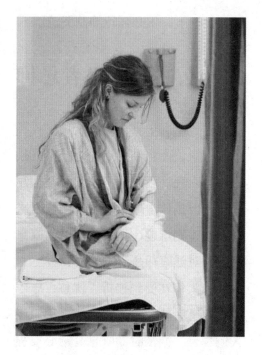

常者中，87％的人悲伤时都哭泣过；高血压患者中，绝大多数是从不流泪的人。这虽然不能因此就断定血压变化与哭泣有关，但人在悲伤时哭一哭，对身体健康还是有好处的。痛苦的时候人自然会感到悲伤，这种情感不但会使人在精神上产生很大的压力，而且也会对人的生理产生一系列不良影响，会导致神经处于紧张状态、食欲减退、内分泌功能失调等。这种情感如果得不到发泄而强行压抑，就会使人体健康受到损害。如果悲痛欲绝时大哭一场，使悲伤之情得以宣泄，精神上顿时觉得轻松得多，这对健康无疑是很有益处的。

因此，悲伤的时候尽可顺其自然

地宣泄一下，不必强行抑制哭泣。

为什么高血压患者忌抑制叹息

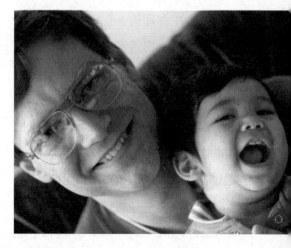

叹息，从生活意义上说，是消极、悲观的表现。因此，不少人总是抑制叹息，但是从生理学和心理学角度来看，在碰到难题、无可奈何时，叹息一下，对健康却是有益的。

当人们在受到挫折、忧愁、思虑时，叹息后便会有胸宽郁解之感；当人们惊恐、惆怅时，叹息有定心安神的作用；当人们工作紧张或疲劳时，叹息有使神经松弛的作用。

叹息时，吐音不同，会收到不同的效果。例如，吐"吁"字养肝，吐"呵"字强心，吐"呼"字健脾，吐"泗"字清肺，吐"吹"字固肾。但要注意吸气顺其自然，口型、吐音、动作要协调配合。曾有医生给临场前的运动员和心理紧张的考生进行体检，发现让他们叹息几声，可使收缩期血压下降1.33～2.67千帕(10～20毫米汞柱)，舒张期血压下降0.677～1.33千帕(5～10毫米汞柱)，呼吸和心跳减慢，心理紧张状况得到改善。因此，高血压患者在生活中大可不必抑制叹息。

为什么高血压患者忌情绪激动

情绪会不会影响血压？现代生活的快节奏会不会带来高血压？回答是：会的。

在发达国家中，高血压是一种常见病，而发展中国家的农村发病率却很低。来自西方国家并且接受西方生活方式的移民，也容易得高血压。这是什么原因呢？目前还不十分清楚，有学者认为，这可能与饮食习惯和缺少运动有关。另外，伴随着现代生活而出现的工作紧张也是一个重要因素。专家们指出，工作时需要高度地注意细节，但不能带来成就感，或者使人感到非常被动，自己没有主动权，还有缺少安全感等因素，也可能与高血压有关系。情绪激动，不论是愤怒、焦虑、恐惧，还是大喜大悲，都可能使血压一时性升高，其原因是由于神经、精神因素引起高级神经系统紊乱，致使调节血压的高级自主神经中枢反应性增强，血液中血管活性物质，如儿茶酚胺等分泌增多，小动脉痉挛收缩，血压升高，因此注意控制情绪，对防止高血压的发生和发展有十分重要的意义。那么，情绪激动时血压为什么会升高，稍静下来又能恢复呢？原因是情绪属于高级神经活动。人在情绪激动时，在大脑皮质的影响下，可兴奋中枢神经，使交感—肾上腺系统的活动明显增强，此时，不仅普遍的交感神经末梢所释放的神经介质去甲肾上腺素增多，由肾上腺髓质分泌入血液的肾上腺素量也大大增加。在交感神经和肾上腺素的共同作用下，一方面心脏收缩加强、加快，心输出量增多；另一方面身体大部分区域的小血管收缩，外周阻力增大。由于心输出量增多和外周阻力加大，于是血压升高。稍安静后，一方面来自大脑皮质的神经冲动减少，交感—肾上腺系统的活动减弱，使血压有所下降；另一方面，当血压升高时，还可通过主动脉弓和颈动脉窦压力感受器反射，使血压恢复正常。

主动脉弓和颈动脉窦是具有感受血压变化的压力感受器。正常血压波动，对这些压力感受器即有一定的刺激作用，神经冲动分别沿主动脉神经和窦神经传入延髓，调整心血管运动中枢的紧张性，以保持动脉血压的相对恒定。当动脉血压升高时，主动脉弓和颈动脉窦压力感受器所受到的神经冲动增强，使心抑制神经中枢的紧张性增高，心加速中枢和缩血管中枢的紧张性降低，由心交感神经和交感缩血管神经传出的冲动减弱，由心迷走神经传出的冲动增多，结果心跳变慢，心输出量减少，外周阻力减弱，血压恢复正常。所以，高血压患者应保持心平气和，忌过于情绪激动。

为什么高血压患者忌心情抑郁

现代社会，特别是女性，随着年

龄的增长，在产生抑郁和焦虑的同时会使血压升高。比起无忧无虑的人来，焦虑和沮丧的男性得高血压的危险性增加 1.5 倍，而白人女性的危险性约增加 1.7 倍，黑人女性的危险性约增加 3 倍。这一结果来自一项对 3310 名 25 ~ 64 岁的人的调查。调查从 20 世纪 70 年代开始，跟踪调查分 4 个阶段进行，共延续了 22 年。到 1992 年，研究人员发现，16% 的被调查对象出现高水平的抑郁，39% 的调查对象出现中等水平的抑郁。25% 的黑人女性经历了高水平的抑郁与焦虑，比白人男性 12% 的高抑郁水平增加 1 倍以上。白人女性高抑郁水平为 18%。13% 的白人女性、27% 的黑人女性易患上高血压。

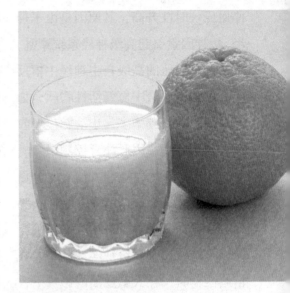

为什么高血压患者忌忽视早期症状

大多数高血压患者在早期会感觉到头痛，但是，因为引起头痛的原因太多了（最常见的，比如过度疲劳、感冒、过度饮酒、睡眠不足等），而且又很容易消失，所以这一症状常常被忽视。随着时间的推移，等到更严重的症状出现时，高血压实际已经恶化了。因此高血压早期症状不可忽视。

为什么高血压患者忌在夏季忽视自身保健和防治

进入夏季，烈日炎炎，气温升高，总是多雨潮湿，气压偏低，常令人闷热难熬，容易引起人体自主神经功能失调，导致便秘、失眠、性情烦躁等，这些都是高血压患者发生脑中风的危险因素，所以说，高血压患者在夏季更要重视自身保健和防治。

首先居室要经常开窗，保持室内空气流通。夏季温差大，高血压患者要根据气候变化，适时增减衣服，以防感冒。夏季食物易发馊或霉变，应置于通风处或冰箱中。一旦发现变质，切勿再进食，以免引起急性胃肠炎，引起呕吐、腹泻。呕吐、腹泻对健康人尚无大碍，只需服几粒药即可缓解，而对伴有心脏功能不全的高血压患者来说就大不一样了，它容易诱发心力衰竭，从而"一发不可收拾"。

出现便秘的高血压患者，平时应充分摄入蔬菜、水果等含较多植物纤维的食物。多喝水，尤其早晨起床时喝凉开水或牛奶比较好。解便时切勿屏气用力，否则会使血压升高 5.32 ～ 6.65 千帕，这常是脑中风发作的引子。如确实排便困难，必要时可服用麻仁丸、石蜡油等药物。为了保证高血压患者有充足的睡眠，夜间勿喝浓茶或咖啡，睡前避免剧烈运动及观看情节紧张的电视。若条件允许，可打开空调，温度适宜在 25 ～ 27℃，应避免受外界气候的影响。

天气闷热常令人有压抑之感，高血压患者应注意保持自己的情绪稳定，可通过转移注意力而使自己松弛，可从事自己所喜爱的业余活动，既怡神养生，又陶冶性情。或者在平时安排一些运动强度适当的活动，如饭后散步、打打太极拳等，这些对消除精神紧张、烦躁大有裨益，而且还能收到有效降压的效果。

在炎热的夏日，人体容易出汗，若不及时补充水分，即会进入脱水状态，发生血液浓缩、血黏度增加，容易诱发心肌梗死或脑溢血，因此高血压患者在夏季要补充足够水分，特别是在活动后。另外需要注意的一点是，喝水时不要过猛或过量，这样反而会冲淡体内盐分而无法解除脱水现象。

夏季温度增高，人体内周围毛细血管扩张，血压会有所降低，高血压患者可根据血压调整服药剂量，但切勿停药、服药歇歇停停。服用降压药物时，要尽量避免药物的不良反应。如服用利尿降压药时，为避免因夜间多尿而影响睡眠，应将服药时间尽量安排在白天。

高血压患者应当经常唱歌吗

唱歌时从腹部发声非常重要，而且基本是腹式呼吸。

唱歌时吸入的许多新鲜氧气到达身体各个角落，使全身各脏器功能变得活跃。因为腹式呼吸是一种使腹部

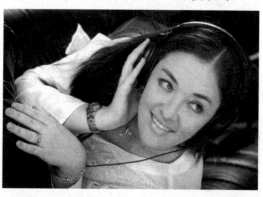

膨胀的呼吸法，所以对胃肠特别有效，胃肠功能活跃，就会产生食欲，不胀气，又能有效治疗便秘。

不仅如此，慢慢地长时间呼气的腹式呼吸还具有降低血压的作用。根据临床报告，特别是由紧张引起的血压升高，利用腹式呼吸法，能使血压降低 2.6 千帕 (20 毫米汞柱)。而且唱歌相当于步行的运动量，如果有效利用，能取得与高血压患者的运动疗法相同的效果。唱歌时血压多少会升高，但之后会有血压一下子降很多的效果，实践证明高压、低压都有所降低。不过，作为一种疗法，1 个月只唱歌 1 ~ 2 次是不够的，即使唱的时间短，每天都坚持唱也会取得很好的效果。

重要的是，这些效果都是腹式呼吸的结果。同样是唱歌，只是嘴动的唱法及大声吼的唱法效果很微小。只有好好练习腹式呼吸发声法，才能取得效果。

此外，愉快地唱歌是最有效的。自己被强迫带去勉强唱歌只会积聚紧张，这样压力过大，又会产生相反效果。

一个人独占麦克风前唱个不停也不好。唱 1 ~ 2 首歌稍微休息一下，让别人来唱，这既是唱歌的礼仪，也是不破坏嗓子的诀窍。唱完歌请用凉开水漱口。

高血压患者应当经常垂钓吗

垂钓疗法，是指通过垂钓活动来达到养生治病目的的一种自然疗法。

河湖垂钓，绿水清风，环境宁静，使人心旷神怡。鱼欲上钩之时，垂钓者全神贯注，心无杂念，意在鱼钩，与气功入静有异曲同工之妙。鱼上钩之后，垂钓者神情欢快，颇具忘忧解愁之功。垂钓能给人带来欢欣之感，使之产生良好的心情，这对神经衰弱、高血压、冠心病等均有一定的辅助治疗的作用。

高血压患者应当多进行日光浴吗

日光浴，是让人体体表直接暴露在阳光下，并按一定的顺序和时间要

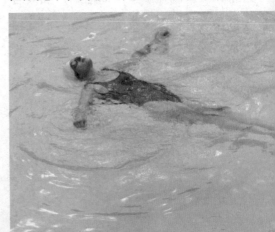

求进行系统照晒，利用太阳的辐射作用治疗疾病或锻炼身体的一种方法。

在进行日光浴时，红外线能使表层组织的血管扩张，促进血液循环，使心脏跳动有力，呼吸加深，全身新陈代谢更加旺盛，对早期高血压具有良好的治疗作用。但日光浴不能过量，必须坚持循序渐进的原则，照晒量由小到大。

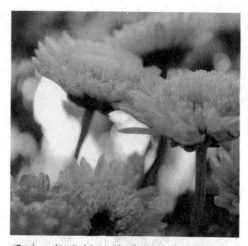

高血压患者应当常赏花吗

赏花疗法是通过欣赏花卉、闻花香来达到治病养生目的的一种自然疗法。那迷人的绿色和花香，千姿百态、五彩缤纷的花卉，可以调节人的情绪，解除紧张、疲劳、郁闷，给人带来心情的喜悦和情绪的高昂，有利于自主神经功能的改善，是保持良好情绪的好办法。高血压患者坚持每天去花圃赏花，可以在不知不觉中克服急躁情绪，消除紊乱心理，保持良好的心情，有助于稳定或降低血压，促进睡眠，缓解头晕头痛等症状，因此高血压患者应该经常去欣赏美丽的鲜花。

不同种类的花卉可发出不同的香气，而许多种芳香都可以令人头脑清醒，心情舒畅，情绪放松。这是因为花卉中含有能净化空气又能杀菌的芳香油，挥发性的芳香分子与人们的嗅觉细胞接触后，会产生不同的化学反应，使人产生"沁人心脾"之感，能唤起人们美好的记忆和联想，有助于调和血脉，消除神经系统的紧张和身心疲劳，调整脏腑功能，降低血压。据测试，经常置身于优美、芬芳、静谧的花木丛中，可使人的皮肤温度降低 1 ~ 2℃，脉搏平均每分钟减慢4 ~ 8次，呼吸慢而均匀，血流缓慢，心脏负担减轻，血压也有不同程度的下降，人的嗅觉、听觉和思维活动的敏感性也有所增强。

赏花疗法方法简单，可在花木丛中欣赏青绿植物和花卉，也可在花圃中散步、静坐，一般每次 15 ~ 30 分钟，每日 1 ~ 2 次。不过应注意对花粉过敏者不可采用赏花疗法，赏花疗法应与其他治疗方法配合应用，以提高治疗效果。

59

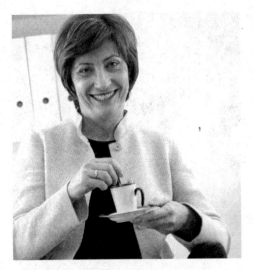

高血压患者应当多欣赏小品、相声吗

俗话说："笑一笑，十年少。"笑是人们心理和生理健康的标志之一。科学研究表明，情绪是大脑的一种化学表现。简单地说，情绪不好，如易怒、焦虑等会把有害的物质带给肌肉、神经和其他组织。笑能调整人们的心理活动，能消除诸如苦闷、气恼等各种不良情绪，还能增添生活的色彩，增加家庭欢乐的气氛。

笑，也是自我保健的一帖良药。因为笑能促使人体的膈膜、腹部、心脏、胸部和肝脏等器官进行运动，达到清除呼吸系统中的异物，刺激肠胃，加速血液循环，提高心跳频率的作用；笑能产生良好的心理和精神作用，改善紧张、厌烦、内疚等消极情绪；笑还能促进肾上腺素等激素的分泌，对机体产生有益的影响。所以多欣赏小品、相声，做到笑口常开，对高血压患者来说，也有一定的保健作用。当然，欣赏小品、相声也应该有节制，喜笑过度则对人体健康不利。

为什么看球赛忌过分兴奋

一场精彩、紧张的球赛常常会吸引成千上万名球迷。他们为运动员的高超球技而高声喝彩，欢腾雀跃，随着球场比赛情况的变化，球迷们的情绪也随之起伏变化，一会儿极端亢奋，激动不已，一会儿又极度懊丧，情绪骤然低落。这种大起大落的情绪变化，久而久之会使人的心理活动失去平衡，神经功能失调，促使生长激素肾上腺素分泌增加，引起呼吸加快、心跳过速、血压升高等。尤其是患有高血压、溃疡病、心肌梗死等病症的患者，则会加重病情，严重者可导致死亡。

高血压患者在观看球赛时要学会控制自己的情绪，尽量做到轻松愉快。一旦情绪被球赛激起，可做几次深呼吸，用以缓解紧张的心情。可暂时离开赛场，到外面走动一会儿，或闭上一会儿眼睛，这样可使紧张的情绪得到一定的放松和缓解。

为什么忌扭秧歌

有关专家目前就群众性健身活动指出，高血压患者不宜扭秧歌，一些冠心病、脑动脉硬化、肾炎和糖尿病患者也应注意运动项目的选择。

血压是血液在血管流动时对血管壁产生的压力。当心肌过多地送出血液，或者血管硬化、狭窄时，都可以造成血压升高，发生高血压。扭秧歌这种群众性的文体活动，鼓点节奏相对快而有力，易使人情绪兴奋，心跳增快，血压急剧上升，红细胞激增，血黏度增加。身体健康者进行此项运动，可以增强心肺能力，但高血压患者进行此项运动会促使血压过高，给自身内脏造成损害。

冠心病、脑动脉硬化患者同样不适合扭秧歌。"冠状动脉粥样硬化"和"脑动脉硬化"多是由血压过高，脂质在动脉壁沉积，血管弹性和容量降低引起的。因此，80％的冠心病患者都患有高血压。如果心脑血管疾病患者仍随兴扭秧歌，可能会因为兴奋时血压升高，使脆弱的脑血管破裂，发生意外。此外，长期扭秧歌会使患者的心肌经常处于超负荷工作状态，易发生心力衰竭。

专家还提醒肾炎和糖尿病患者，一定要注意选择好运动项目，因为这些病常常是高血压的并发症。

跳舞对高血压患者有益吗

跳舞是有节奏的全身运动，它具有舒筋活络、流通气血、滑利关节、改善机体功能等作用。由于跳舞多在音乐伴奏下进行，音乐与舞蹈的有机结合，其功效不仅仅是两者的简单相加，而是具有更广泛的整体效应。

有些舞蹈在大多数情况下是需要踮起脚尖的，如跳交谊舞时，脚尖着地的机会就较多，这种姿势不但使小腿肌肉和足踝关节得到了较好的锻炼，而且还通过反射作用于大脑以调节血压，从而达到降血压的效果。跳舞有素者常有这种体会，当紧张工作之余，走进舞厅时，便会有轻松愉快、心旷神怡之感，这对高血压患者来说无疑是有益的。

跳舞对高血压病虽有很

好的疗效，但应注意以下几点：

1. 必须把跳舞看成是一种健身治病的锻炼手段，而不应单纯把它看作是一种文化娱乐活动，并且应该做到持之以恒。

2. 高血压重症或心脑并发症及年迈体衰者，跳舞时间不要过长，更不可跳激烈的舞蹈动作。

3. 舞场音量要适中，以轻柔缓慢的舞曲为宜，切忌放摇滚或节奏过于欢快的音乐等。

4. 跳舞应在饭后半小时进行，切忌饭后立即跳舞。

高血压患者能打高尔夫球吗

由于高尔夫球场一般都设在风景优美的地方或公园的草地上，占地面积大约为 50 公顷，所以人们往往认为高尔夫球运动是适合高血压患者的，但是事实却未必如此。

倘若是在春天与秋天那样比较暖和的日子里，慢慢地按一定路线进行高尔夫球运动对高血压患者是有益的。可是如果过分地迷恋高尔夫球运动，那就适得其反了，不仅不利于健康，还会使高血压病情更加恶化。即使是平日比赛，对高血压患者来说也可以

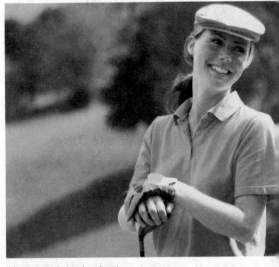

算是严峻的考验了。

对于高血压患者来说，适度的运动是必要的，但一定要根据自己的身体状况，做适合自己的运动，如果身体状况不好，则应适时停止。

经常玩电子游戏容易得高血压吗

一位科学家调查了 1400 名学生的有关高血压方面的资料，结果发现，经常玩电子游戏的儿童患紧张性高血压病的比例明显高于不玩电子游戏的儿童。

经过研究还发现，儿童期高血压病对成年后的血压有很大影响。他们比起正常的同龄人，包括那些具有高血压病家族史的同龄人，更容易成为真正的高血压患者。因此，家长应该

提高警惕，一定要控制好孩子勿贪玩电子游戏。

玩健身球有利于高血压患者吗

健身球，俗称铁球，是中国传统的健身器械。

有关专家曾对理疗科的高血压住院患者进行了系统的观察，发现每天用手掌旋转健身球 30 分钟，逐渐增至 1 小时，3 个月后，收缩压平均下降 2.7 千帕（20.3 毫米汞柱），舒张压平均下降 1.3 千帕(9.8 毫米汞柱)，自觉症状也有明显改善。其中，有 2/3 患者锻炼健身球后完全停服降压药物，1/3 患者服药量减少。说明健身球运动对高血压确有治疗效果，是一种无创伤、无痛苦、简便易行的自然疗法。

健身球运动为什么能降低血压呢？其机制是用手旋转健身球时，通过健身球对手部少阴心经的少府穴和手厥阴心包经的劳宫穴的刺激，可疏通经络，调节神经功能，解除精神紧张，促使身心恢复健康；空心健身球在旋转时可发出高低音相间的悦耳的叮咚声，对大脑是一种良好的刺激，也有利于解除大脑紧张情绪，因此经常旋转健身球，不仅可以使经络保持疏通，气血保持通畅，还可以使血管扩张，微循环改善，从而调节心血管功能，促使血压下降。

初练健身球的高血压患者，应注意以下事项：

（1）在选择健身球品种时，应以空心健身球为佳，不宜选用自制实心铁球及石球，这两种健身球过重过凉，不利于肢体远端小动脉痉挛的缓解、血管的扩张和血压下降。初练健身球的高血压患者，择球应根据自己手掌大小、手力强弱来选择适合的球，一般先从小号健身球或袖珍健身球开始锻炼，等指力、臂力提高后再改用大一号的健身球。

（2）运动量应循序渐进，可根据自己的体力状况和原来是否经常参加运动来决定，运动时间应逐渐增加，运动量应逐渐增大，旋转速度可随着熟练程度而自行增快，但不宜过快，一般可保持在每分钟 60 次左右。

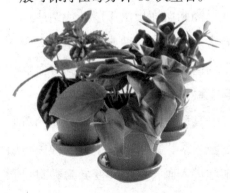

○ 第二部分 高血脂 ○

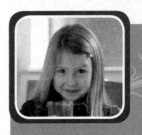

高脂血症
的常识

高血脂是现代社会的一种常见疾病，充分地认识其性质对高血脂的防治有着重要意义。

血脂及其形成

血浆中所含的全部脂类(脂质)就叫血脂。血脂包括三酰甘油(脂肪)、磷脂、胆固醇和游离脂肪酸等。血脂的来源主要有两部分，一部分来自含有脂肪和胆固醇的食物，如奶油、蛋黄、动物的脑组织、内脏及脂肪丰富的鱼、肉类，这属于外源性；一部分则由体内自身合成，这属于内源性。

高脂血症及其危害

高脂血症指由于脂肪代谢或运转异常使血浆中一种或多种脂质高于正常的病症。通常是指高胆固醇血症和高三酰甘油血症。

高脂血症是动脉粥样硬化的重要危险因素，如果血液中有一种单核白细胞进入血管壁，并变异为黏附着脂肪物质的细胞时，那么动脉粥样硬化即已开始形成。

胆固醇的作用

胆固醇是体内许多重要激素的来源，参与合成肾上腺皮质激素、孕酮、雄性激素、雌性激素等，这些激素又是调节三大物质——糖类、脂肪、蛋白质及水和电解质代谢的基础。对免疫功能、应激反应均有重要影响。

胆固醇的价值可以与阳光、空气和水相提并论，在人体内分布广泛，许多重要的组织器官如大脑、肝脏、肾脏、卵巢等含有大量的胆固醇。胆固醇参与重要的生理功能，如物质代谢、某些激素和维生素的合成，它也是细

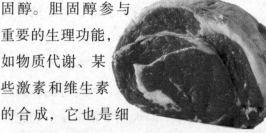

胞膜的重要组成部分。体内缺乏胆固醇时，可引起细胞膜的破裂。孕酮和孕醇酮是主要的孕激素，如果胎盘不能正常分泌孕酮，就容易发生流产。

蛋黄中含有大量的胆固醇，受精的鸡蛋可以孵出小鸡，靠的就是鸡蛋内部的营养物质，其中胆固醇功不可没。可以说，没有胆固醇就没有生命。

胆固醇的来源

胆固醇的来源有两个：一个是内源性的，一个是外源性的。

内源性：内源性的胆固醇，主要是由乙酰辅酶 A 在肝脏和肠壁中合成（约占 90％ 以上），所以肝脏和肠壁有胆固醇合成的"化工厂"之美誉。

西医在治疗经饮食和药物治疗无效的高胆固醇血症时，对同时血脂较高、有冠心病及其他动脉硬化性疾病的患者，通常进行手术治疗，就是部分切除回肠末端。降脂机制是：肠道内胆固醇 60％ 在小肠吸收，部分回肠末端切除后干扰了胆固醇和胆汁酸肠肝循环，手术后胆固醇吸收可减少60％，导致游离胆固醇和非游离胆固醇降低。

外源性：外源性的胆固醇是随食

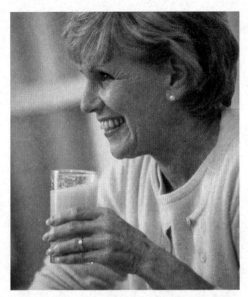

物摄取的。食物中含胆固醇最多的是蛋黄、脑髓、牛奶、内脏（如肝、肠、肚等）以及脂肪丰富的鱼和肉等。来源于食物的胆固醇在胆汁中胆盐的作用下，为肠道所吸收，吸收后的胆固醇主要存在于乳糜微粒中，经淋巴管到胸导管而进入血液。

血脂中胆固醇增高对人体的危害

早在 18 世纪初，科学家们就从胆囊的结石中提炼出了胆固醇，以后又发现它广泛存在于人体的许多组织器官和血液中。通过进一步研究发现：人体动脉粥样硬化斑块中的胆固醇含量特别高。大量的临床和实验研究表明，胆固醇在血管壁上的沉积，不可避免地造成动脉粥样硬化，进而导致冠心病、心肌梗死、脑动脉硬化、脑梗死、中风等脑血管疾病，成为人类健康的头号杀手。

脂肪的作用

人无时无刻不在消耗能量，如体力劳动、行走、跑步，而脑力劳动更需要消耗能量。这些能量主要是靠脂肪、糖和蛋白质来供给，其中最主要靠脂肪供给。1 克脂肪完全氧化燃烧，可以释放 37.66 千焦左右的热量，而 1 克糖类或蛋白质只能提供 16.74 千焦左右的热量，在剧烈运动或重体力劳动时，若单靠糖原供能，则肌糖原在几分钟，甚至几秒内便会耗尽，肝糖原最多也就支持十几分钟，这时必须由脂肪来提供能量。

一头双峰骆驼的驼峰，可储存大约 40 千克脂肪，必要的时候，这些脂肪可以释放出来，进入血液，变成三酰甘油，分解成游离脂肪酸，经氧化产生热能和水，40 千克脂肪至少可以生成 40 升水，这决定了骆驼惊人的耐力。所以，即使负重且是在烈日灼沙的大漠中，它们仍可以以每天 75 千米的速度行进，8 天不进食水，也照样行走如常。

三酰甘油的来源

外源性：食物中的脂肪经小肠吸收后，以乳糜微粒形式通过胸导管进入血液，所以，食用过多的脂肪食物后，血液中的三酰甘油就会明显升高。

内源性：肝脏是合成三酰甘油的主要器官，它可以把我们饮食摄入的糖类以及循环中的游离脂肪酸合成为三酰甘油。

有些人从不吃油腻食品，仅吃米、面及蔬菜等素食，但血中三酰甘油也很高，这就是因为肝脏合成的三酰甘油数量太多的关系。

三酰甘油对人体的危害

三酰甘油可促使肝脏合成低密度脂蛋白，这种脂蛋白中的胆固醇十分容易被巨噬细胞及血管内膜下平滑肌细胞吞噬而沉积在动脉管壁，从而形成粥样硬化。高三酰甘油血症，一般伴有高密度脂蛋白水平低下，而高密度脂蛋白是对抗动脉粥样硬化的因子。此外，三酰甘油的中密度脂蛋白含量丰富，比低密度脂蛋白更易进入巨噬细胞内，沉积在动脉壁。

内外源性的区别

三酰甘油、胆固醇和糖在人体中的来源都有两种，即内源性与外源性。它们的共同之处就是超出正常的范围都可致病。所不同的是，外源性的可通过控制饮食，调节饮食结构来恢复；内源性的则需通过药物来调理，才能恢复。

至于有些人并不吃油腻食品，仅吃米、面及蔬菜等素食，而血中三酰甘油也很高，这是因为机体代谢功能失调，确切地说是肝脏代谢脂质功能失调，合成了过多的脂质，致使血中三酰甘油升高，这种自身功能性代谢异常，是一种病症。如果单纯去靠控制饮食，那么不但无效，还有可能因控制饮食导致饮食的品种单一而引起营养缺乏、营养不良、维生素缺乏等。尤其是脂溶性维生素如 A、D、E、K 等缺乏，可造成复杂的维生素缺乏综合征。其特点是身体常感不适，又说不出怎么不适，哪里不好，无明显症状。到医院一检查，才知道是维生素缺乏。于是就大量服用补充维生素的

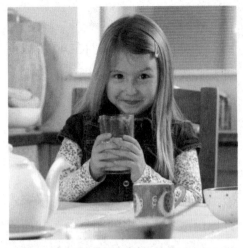

药物，甚至有患者吃的药在桌子上排着队，每天定时挨着吃，仅维生素类就三四种，加上降脂类药物，一次吃的药加起来一小把儿。

在控制饮食、锻炼等还不能达到正常的情况下，血脂超标就是肝脏的代谢功能失调的缘故，应通过药物来调理恢复，这种情况下，请不要再抱着侥幸的心理仅靠调节饮食来降脂，这种做法是不可取的。

高脂血症临床特征

1 黄色瘤

其可发生于眼睑部，是眼周围的一种黄色瘤斑，称为眼睑黄色瘤。发生于肌腱称为肌腱黄色瘤。发生于皮下结节状的黄色瘤好发于皮肤受压处，如膝、肘关节的伸侧和臀部。

2 动脉粥样硬化

约60%以上的病例在40岁以前即有心绞痛等动脉粥样硬化的表现。

3 老年环

常在40岁以前眼角膜上即出现典型的老年环，形如鸽子的眼睛。

本症在临床上比较多见，除家族性原因之外，更多的还是由于其他原因，如饮食不当、缺乏运动等引起，一般临床表现不典型。生化检查：胆固醇增高，三酰甘油正常或略增高。

动脉疾病容易早发冠状动脉和周围动脉疾病，常伴肥胖和血尿酸增高。大约有40%的患者可有异常的葡萄糖耐量，血糖升高。生化检查：胆固醇和三酰甘油均增高。

肌腱黄色瘤、皮下结节状黄色瘤、

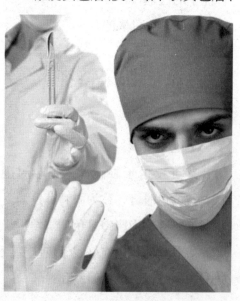

皮疹样黄色瘤及眼睑黄斑瘤、视网膜脂血症、动脉粥样硬化早发及发展迅速，可伴发胰腺炎、糖尿病。生化检查：三酰甘油明显增高，胆固醇大部分正常或略增高。

高脂血症与肥胖症

肥胖：体重超过标准体重的20%以上者称为肥胖。导致肥胖的因素可分为饮食因素、遗传因素、代谢因素等。

日常生活中，肥胖者或体重正常者的血脂和胆固醇都可能会比较高，都应该少吃含脂肪的食物。在此就探讨一下，肥胖与高脂血症之间的具体关系。

根据科学研究发现，血浆中血脂水平的变化，主要与体内脂肪含量的多少和机体对脂肪的利用情况有关。例如在高脂肪饮食或从事剧烈运动后，体内的血脂水平都会升高。平时喜食糖类食物者体内的三酰甘油水平亦经常保持在较高水平。也有研究发现，肥胖者的血脂水平明显高于正常人，并且随着肥胖程度的增加，血脂水平亦呈上升趋势。因此大多数的学者认为，血脂水平测定基本上可以反映体内脂肪代谢的情况。肥胖者血脂水平升高，常提示其发生冠心病、高血压、高脂血症的可能性比正常人增加。

另外，肥胖又可分为以下两种：

良性肥胖：无糖尿病、高血压。特征是脂肪大部分沉积在臀部、大腿等下半身，称为女性型。

恶性肥胖：伴糖尿病、高血压、高脂血症等，肥胖症只此一症即可致动脉粥样硬化。如上半身肥胖伴糖尿病、高血压、高三酰甘油血症等 4 个因素，被称为死亡四重奏。

高血压和高血脂有何关系

高血压的发生和发展与高脂血有着密切的关系。大量研究资料表明，许多高血压患者伴有脂质代谢紊乱，血中胆固醇和三酰甘油的含量较正常人显著增高，而胆固醇、高密度脂蛋白的含量则较低。另一方面，许多高脂血症也常合并高血压，两者呈因果关系，但何为因何为果目前尚不十分清楚。高血压和高脂血症同属冠心病的重要危险因素，两者并存时，冠心病的发病率一般比较高，因此两者并存时更应积极治疗。

那么，高血压和高脂血症并存时又该怎么处理呢？

（1）要加强生活和饮食管理，控制热量摄入，适当增加活动量。进食热量过多，多余的热量就以脂肪的形式储存在体内，使血压和血脂升高，所以应以限制脂肪为主，主食每天 200 ~ 250 克，不吃甜食，可适当吃禽类、鱼、蔬菜、豆制品等，但每餐不可过多，不可暴食，晚餐要少吃。多吃富含钙、钾的食物，如香蕉、紫菜、土豆、海带、豆制品及菇类等，以促进体内钠盐的排泄，调整细胞内钠与钙的比值，维护动脉血管正常的舒缩反应，降低血管的紧张性，保护心脏。适度运动能有效地增加身体热度，加速体内脂肪、糖和蛋白质的分解，有利于冲刷血管壁上的沉积物，又可使血脂分解加速，延缓各脏器的衰老，所以，应坚持锻炼，但老年人应以散步、慢跑、打太极拳为主，不宜剧烈运动。

（2）吃盐应适量。据报道，有学者发现高血压与盐敏感有关，部分盐敏感者有钠泵基因突变，这种突变呈显性遗传，由此揭出了关于吃盐多的地区高血压发病率高，而有些人吃盐多却不发病的谜底。因此，对食盐敏感性高血压患者来说，控制食盐量非常重要，而非食盐敏感性高血压患者，过度减盐可影响糖和脂肪代谢。一般情况下，每日食盐量应掌握在5克以下，这样对两者都不致产生明显影响。

（3）在使用降压药时，要考虑对脂质代谢的影响。临床研究证明，有些降压药物可对脂质代谢产生不良影响，从而成为动脉硬化的促进剂，如利尿降压药便有这种作用。血管紧张素转换酶抑制剂、钙离子拮抗剂对脂质代谢也有影响。对高血压和高脂血症并存的患者来说，最好的药物是乌拉地尔、哌唑嗪等 α_1 受体阻滞剂，它们既可降压，又有利于脂质代谢。

（4）烟酒对高血压和高脂血症均属促进因素，患者应戒烟，另外酒以不喝为好。

（5）经降压治疗高脂血症未见好转，同时存在冠心病危险因素时，应该配伍应用抗高脂血症药物。

高血脂易引发哪些疾病？

1.冠心病

高血脂是引起冠心病的重要危险因素之一。调节血脂是防治冠心病的最基本疗法，血清总胆固醇水平下降1%，则冠心病的发生率下降2%。只要有冠心病，均应长期服用调脂药。因为长期调脂治疗可以减少冠心病心绞痛、心肌梗死的发生率和死亡率。

2.脑中风

脑中风的原因很多，有高血压、高血脂、吸烟、饮酒、高龄、肥胖、血液病等，其中高血脂、脑动脉粥样硬化是脑梗死的重要危险因素之一。许多研究证明，长期调脂治疗能明显降低脑中风的发生率和致残率。

3.糖尿病

高血脂、高血压与高血糖被称为"三高"，是威胁糖尿病患者健康与生命的主要危险因素。三者密切相关，高血脂可加重糖尿病，所以糖尿病患者除治疗高血糖外，还需要调节血脂，这样可以降低糖尿病患者的致残率和死亡率。半数以上糖尿病患者合并高脂血，积极治疗高脂血症对控制血糖、预防并发症大有好处。

4.脂肪肝

高脂血症患者易患脂肪肝。轻度脂肪肝多数无自觉症状，中度、重度表现为肝肿大、食欲减退、肝区胀痛、转氨酶升高，少数出现轻度黄疸、脾大等。脂肪肝患者的治疗应该包括祛除病因、调节饮食结构、应用调脂药进行治疗、改善生活方式。积极治疗的话，大多数脂肪肝是可以治愈的。

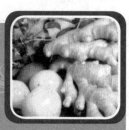

哪些是应该的

❶ 高脂血症的真面目

高脂血症是中老年群体的常见疾病，它是导致动脉粥样硬化和冠心病的主要危险因素之一。当人体摄入的脂肪、胆固醇含量增高时，肠道吸收增加，血脂浓度上升，肝脏的合成受到抑制，不能正常调节新陈代谢，此时若继续进食高脂食物，久而久之可造成血管系统及其他脏器的严重病变，但血脂是构成人体内神经组织、某些激素不可缺少的物质。对人体有害的主要是低密度和极低密度脂蛋白，它是引起动脉粥样硬化的重要因素，而高密度脂蛋白恰恰相反，它能预防动脉粥样硬化的发生。因此，合理的做法是降低过高的低密度和极低密度脂蛋白，对于高密度脂蛋白应当是越高越好。

很多患者由于对高脂血症的病理不了解，因而在认识上存在着误区。其实，高脂血症和高血糖、高血压等疾病一样，都是身体代谢功能减退、代谢紊乱的一种表现。中老年患者由于自身功能弱化而导致高脂血症等疾病的发生，需要通过药物治疗来增强自身的代谢能力，使血脂维持在正常水平，所以，停药之后，各项指标当然会重新"反弹"、，这是必然现象。现在，人们已经渐渐认识到糖尿病不能根治，要靠药物来维持，可对高脂血症的认识却仍旧十分模糊，其实，高脂血症的防治与糖尿病是相似的。

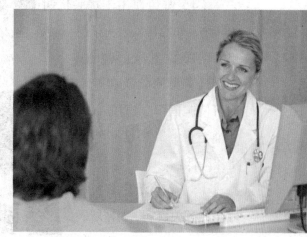

2 健康的生活习惯

科学的生活方式对于防治高脂血症有着非常重要的意义。有关专家认为，患有高脂血症的患者应该养成如下良好的生活习惯：

（1）加强体育运动，每天坚持运动1小时，活动量以达到最大耗氧量60%为宜，活动时心率以不超过170次为宜，或以身体微汗，不感到疲劳，运动后自感身体轻松为准，每周坚持活动不少于5天，要持之以恒。

（2）长期吸烟酗酒可干扰血脂代谢，使胆固醇、三酰甘油上升，高密度脂蛋白下降。因此，高脂血症患者应该戒烟限酒。

（3）情绪激动、失眠、过度劳累、生活无规律、焦虑、抑郁等，这些因素可使脂代谢紊乱，因此要避免精神紧张。

（4）避免使用干扰脂代谢的药物，如心得安、利尿剂、双氢克尿塞、速尿、利血平、避孕药、类固醇激素等，均可使胆固醇、三酰甘油上升，高密度脂蛋白降低。

（5）积极治疗影响血脂代谢的有关疾病，如糖尿病、甲状腺功能减退、肾病综合征、酒精中毒、胰腺炎、红斑狼疮等。

（6）45岁以上中年人、肥胖者、有高脂血症家族史者、经常参加吃喝应酬者、高度精神紧张工作者，都属高危对象，应定期（至少每年1次）检查血脂。

（7）凡是经过调整饮食，加强运动，改善生活方式3～6个月无效者，或已有冠心病者，或虽无冠心病但血脂过高者，均需药物治疗。一般原发性、家族性、遗传基因缺乏者，均需终身用药治疗，中途停药往往易复发、反弹。

3 正确的饮食习惯

食物成分对血液中脂肪的影响是特别明显的。经过大量动物实验表明，喂动物那些高胆固醇和高脂肪的饲料，可以引起多种动物（包括猴、鸡、兔、大鼠、小鼠等）血脂升高，从而渐渐产生实验性动脉粥样硬化。用普通饲料代替高胆固醇加高脂肪的饲料喂养动物后，动脉粥样硬化症状就会快速消退。

与此同时，大量的人群流行病学调查结果也显示，习惯性地食用动物性脂肪（主要含饱和脂肪酸），很容易引起血中胆固醇及低密度脂蛋白含量升高。这两种物质升高，对动脉粥样硬化会产生加速的作用，同时还会造成血中高密度脂蛋白降低。而这些高密度脂蛋白对保护血管、延缓动脉粥样硬化有很好的作用。而摄入植物性脂肪（主要含单不饱和脂肪酸和多不饱和脂肪酸）、纤维素及植物蛋白等，可以降低血脂。

通过临床对846名男性作为实验组进行研究，让这些人经常食用饱和脂肪酸和胆固醇少的食物，同时增加饮食中植物性脂肪的含量，调查结果发现血浆总胆固醇、三酰甘油水平下降，而高密度脂蛋白并未降低。8年跟踪查访后，发现致命性动脉粥样硬化疾病发生总数明显呈下降（包括冠心病猝死、脑血管意外等）趋势，与对照组进行比较，死亡率降低了31.4%；非致命和致命性动脉粥样硬化疾病总发病率也明显呈下降趋势，与对照组比较减少31.3%。

由此可见，日常膳食习惯会直接对血脂和脂蛋白含量造成影响，并与动脉粥样硬化的发生、发展存在着密切的联系。了解这方面的知识，自觉地养成良好的饮食习惯，对于预防动脉粥样硬化是至关重要的。

4 合适的烹饪方法

制作食物的方法多种多样，它们的营养价值也不尽相同。根据高脂血症患者需用低脂、低热量饮食的特点，介绍几种适合高脂血症患者饮食的烹调方法：

（1）蒸：在饮食保健的烹饪方法中经常使用。方法是，先将食物拌好调料，然后隔水蒸熟。也可将食物放入米粉包、荷叶或菜叶中蒸，还可将食物放入容器中蒸，又叫清蒸。也有在食物中加水或汤蒸。蒸食的特点是原汁原味，保持食物中的原有营养成分不变。

（2）炖：炖也是食物加工的常用方法，又名清炖，如炖肉、炖鱼等。炖是将食物洗净切块后下锅，加入适量清水，放入调料，武火烧开，撇去浮沫，改文火炖至熟烂。食物的特点是原汁原味，质地软烂。

（3）煮：也是常用方法之一，如煮面条。方法是将食物下锅加水，

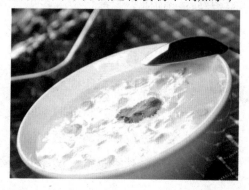

先用武火煮沸，再用文火煮熟即可。煮的时间比炖的时间短，适用于体积小易熟的食物。其特点是味道新鲜，食物中营养成分能较好地溶解于汤汁中。

（4）熬：熬是在煮的基础上再继续用文火熬至汁稠黏烂。适用于含胶质多的食物，其食物特点是食物稠而烂，味浓易消化，适宜于老年人食用，如熬粥。

（5）凉拌：是生食或近乎生食的一种方法。将食物洗净切细，用开水烫后再加调料拌匀即可。适用于蔬菜类食物，能较好地保存营养素不被破坏，特点是鲜嫩而脆，清香可口。

高脂血症患者不宜选用的烹饪方法是：焖、炒、炸、烧等。

5 季节变化要重视

国内外的一些研究观察均证实，人和动物的血脂水平一样，在不同季节有着非常显著的差别。北京某大医院曾经在一项研究观察报告中指出，对52名未服任何药物的健康人，在春、夏、秋、冬每个季节都进行血脂监测，结果显示血清总胆固醇水平以秋季最高，夏季最低，秋夏两季间统计差别非常显著。而血清三酰甘油水平以春季最高，秋季最低，两季间的

统计差别也非常显著。因此，在对高脂血症患者进行饮食调养时，必须考虑不同季节对血脂的影响因素。因春季血清三酰甘油水平最高，春季应减少动物脂肪和糖类食物的摄入，同时减少总热量的供给，以防止三酰甘油的过度升高给身体带来的危害。因夏季血清总胆固醇水平最低，故可适当增加蛋黄和动物肉类食物，以保证体内胆固醇的供给。因秋季血清总胆固醇水平最高，而三酰甘油水平最低，故应该减少蛋黄、动物内脏等高胆固醇食品的摄入，并适当增加动物脂肪和植物油的摄入，以防止血清总胆固醇的升高和三酰甘油的减少，且保证热能的供给。

6 适量饮酒好处多

国内外研究指出，适量饮酒对人体有益。少量持续饮酒，对脂质代谢状况有明显改善，自然促成血中高密度脂蛋白升高，血脂降低，动脉粥样硬化的渠道被切断，保护心血管系统，降低冠心病发病率。美国哈佛大

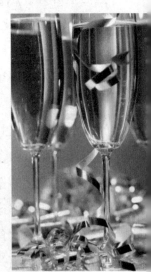

学医学院研究观察证明，每日饮酒量小于 50 毫升，可以使血中低密度脂蛋白水平减少，使高密度脂蛋白增加，防止了脂肪沉积，从而使冠心病死亡率大大降低。最近，越来越多的研究指出，保护心脏的办法之一，是饮适量的果酒。特别是红葡萄酒，它可以减少冠心病的发生。也正因如此，美国心脏病协会推荐，即使是那些患有心肌梗死的冠心病患者，也可以适量饮低度酒，但每日饮酒量以小于 50 毫升为宜，禁饮烈性酒。我国医学专家研究观察指出，经常习惯性地适量饮酒者，无论男女，其血中高密度脂蛋白水平将会升高。有人观察 34 位绝经期女性，每日饮酒 30 毫升，4 个月后，与对照组比较，血清高密度脂蛋白升高 10%，低密度脂蛋白——胆固醇下降 8%。临床观察证明，适度饮酒对人体脂肪代谢有益，饮酒组高密度脂蛋白水平显著高于非饮酒组，并可使冠心病发病率明显降低。

少量、适量并且持续饮酒，可使高密度脂蛋白升高，低密度脂蛋白降低，对动脉粥样硬化和冠心病的防治可起到很好的作用。所以，无论是正常人，还是高脂血症患者，都可以坚持适量饮用低度酒，每日以小于 50 毫升为宜，可起到防治高脂血症的作用。

7　合理的饮食结构

对于一般高脂血症者的合理饮食结构，有人将其归纳为两句话，即"一、二、三、四、五"和"红、黄、绿、白、黑"。

第一句话为"一、二、三、四、五"："一"是指每日饮一袋牛奶，既补充了钙和蛋白质，又减少了高脂血症的发病机会。"二"是每日食用糖类 (或碳水化合物)250 ~ 350 克，即相当于主食 300 ~ 400 克，其中瘦人可多吃些，而胖人应少吃些。"三"是指每日进食 3 份高蛋白质食品，每份可为瘦肉 50 克，或鸡蛋 1 个，或鸡鸭肉 100 克，或鱼虾肉 100 克，或豆腐 100 克，以每日早、中、晚餐各一份为宜。"四"是指"不甜不咸，不粗不细"，"三四五顿，七八成饱"，即每天可吃三顿、四顿或五顿，每顿可吃七八成饱。"五"是指每日摄取 500 克蔬菜和水果，一般每日吃 400

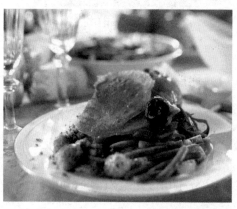

克蔬菜，100克水果。

第二句话为"红、黄、绿、白、黑"："红"是指每日可饮红葡萄酒50～100毫升，有助于升高脂血中高密度脂蛋白，可预防动脉粥样硬化。还要每日吃1～2个番茄，除去脂降压外，还可使男性前列腺癌的发病率减少45%。"黄"是指胡萝卜、红薯、南瓜、玉米等，每天要适量食用其中的一种。"绿"是指饮绿茶水和食用深绿色蔬菜，它们所含的维生素C、茶多酚、菜碱等，有去脂降压等多种功用。"白"是指燕麦片(或燕麦粉)，每天可适量食用，一般每日食用50克，水煮5～10分钟，兑入牛奶中合用，可起降血脂的作用。"黑"是指黑木耳或香菇等要每天食用，每天可用黑木耳10克或香菇100克，泡发后，烹调入菜肴中食用，有降低血脂等功用。

8 有氧运动贵在坚持

以往的经验表明，运动特别是有氧运动再配合适当的饮食控制，能够有效地控制体重，达到降低血脂和减肥的效果。而最新的实验结果也刚好证明了这一点。

小鼠实验抗击动脉硬化，这是一个从分子角度研究有氧运动减脂机制的实验。北京某医学研究所利用已处于高脂血水平的小鼠进行实验。他们让这些高脂血小鼠每天进行有氧运动(让小鼠游泳、跑步)。6～8周后发现，这些小鼠的血脂水平有了显著降低，高密度脂蛋白胆固醇水平显著增高，而它们动脉粥样硬化斑块的形成也得到了明显抑制。

高密度脂蛋白也就是我们俗话说的"好"胆固醇。实验证明，有氧运动之所以能够降低血脂，是因为它可以提高高密度脂蛋白受体的基因表达水平，使低密度脂蛋白(俗话说的"坏"胆固醇)水平下降，高密度脂蛋白水平上升，促进了脂肪代谢。

运动能够增加人体内能量的消耗。走路、跑步或游泳的能量消耗是静坐的几倍到几十倍。研究数据表明，当体力活动的消耗达到每天1000千焦或每周5500～7000千焦时，如果在运动后不再加餐、摄入额外的热量，就会使体重减轻，脂肪减少。

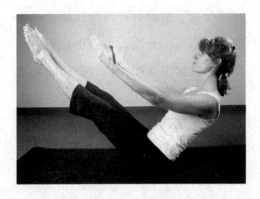

虽然各种形式的运动都能够消耗能量，但最有效的方式还要属有氧运动。运动消耗的能量是由人体内储备的糖和脂肪氧化供应的。实验证明与其他运动形式相比，进行中小强度的有氧运动可以消耗最大量的脂肪。

9 维生素 C 和维生素 E 是个宝

医学研究指出，血管壁的主要组成成分胶原和酸性黏多糖的合成过程需维生素 C 参与。水溶性维生素 C 与脂质代谢和动脉粥样硬化的发病存在着密切的关系，维生素 C 的缺乏可使血管壁的脆性和通透性加强。经实验观察发现，缺乏维生素 C，血清总胆固醇水平就会升高。长期口服维生素 C，对动物的动脉粥样硬化有保护作用。另外研究表明，每日补充维生素 C 500 ~ 1000 毫克，虽使多数老年人血清总胆固醇水平降低，高密度脂蛋白胆固醇水平升高，但对体内维生素 C 含量较高的青年人却无此作用。还有人观察到，冠心病患者动脉壁中的维生素 C 含量降低，而高龄老年人降低更明显，同时观察到动脉壁中的维生素 C 含量越低的地方越容易发生动脉粥样硬化。有人给 20 名高胆固醇血症伴有动脉粥样硬化的患者口服维生素 C 0.5 克，每日 3 次，1 个

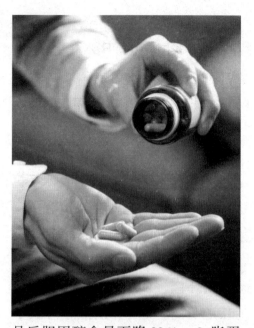

月后胆固醇含量下降 30％，β 脂蛋白下降 25％。多数专家认为，维生素 C 可通过促进胆固醇的分解而降低血清总胆固醇水平，通过增加脂蛋白脂酶的活性，加速血清极低密度脂蛋白胆固醇及三酰甘油的降解，从而降低血清总胆固醇水平。

维生素 C 不能在体内合成，只能在食物中摄取或用维生素 C 制剂来补充。许多新鲜水果和蔬菜中富含维生素 C，但维生素 C 易溶于水却不耐热，通常在加热过程中被氧化或被破坏，因此，不管是正常人还是高脂血症患者，每日都应该吃适量含有维生素 C 的食物，可预防和治疗高脂血症及动脉粥样硬化。至于每日补充多少合适，因各国人们的饮食成分与习惯

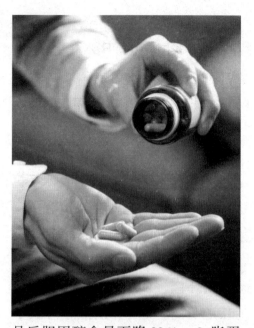

不同，推荐剂量也有差异，中国营养学会推荐我国成人每日必须摄入维生素 C 60～100 毫克。

维生素 E，是脂溶性维生素的一种，它具有调节血脂、防治动脉粥样硬化等功效。一些动物试验指出：维生素 E 确能降低血清总胆固醇水平，如果与维生素 C、维生素 B_2 合用，则效果更好。它们使用于食饵性高脂血症性大鼠上，能使大鼠血清总胆固醇水平下降，并使血清高密度脂蛋白胆固醇升高。美国明尼苏达大学的学者们通过研究及临床观察指出：受试者每天服用维生素 E 400～600 国际单位，连续几天后，血中低密度脂蛋白胆固醇即降低，并且降到对动脉管壁不造成损害的水平以下。他们认为，维生素 E 不仅具有中和人体血液中胆固醇的作用，而且还可以防止低密度脂蛋白氧化，从而阻止动脉粥样硬化的发生。他们的研究还指出，停用维生素 E 后，相应的这种血管保护作用会很快消失。所以，为了防治高脂血症，患者应增加维生素 E 的摄入量。健康成人维生素 E 的推荐供给量为每天 10 毫克，高脂血症者应该更多。医学专家们一致认为，多吃含维生素 E 丰富的食物，是补充体内维生素 E 不足、减少心脑血管疾病发生危险性的有效方法。含维生素 E 丰富的食物有麦胚、谷胚、各种植物油（如麦胚油、棉子油、玉米油、花生油、芝麻油、豆油等）、各种绿色蔬菜（如莴苣叶等）、鱼肝油、肉、蛋、奶、奶油及柑橘皮等。

哪些是不应该的

1 肥胖的害处大

生活水平的提高，给我们带来了丰富而便利的物质享受，但同时也给我们带来了新的烦恼。你在任何地方只要稍微留意一下，就会发现形体肥胖的人到处都有。肥胖不仅使我们仪态不美，感觉尴尬，还有很多我们并未意识到的害处，那就是它直接威胁

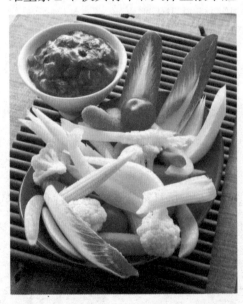

着我们的健康。

现代医学研究认为，肥胖除生理或病理因素外，主要是由于机体内摄取脂肪过多，运动消耗太少导致的脂肪组织蓄积过多的状态，这使血液中的脂肪含量升高。肥胖者进食过多的糖类食物，血浆三酰甘油水平增高则更明显，餐后血浆乳糜微粒澄清时间较长，血中胆固醇水平也会升高。血液中三酰甘油和胆固醇升高的水平与肥胖程度成正比。肥胖的人不单总胆固醇值较高，且拥有的低密度脂蛋白也较多，而高密度脂蛋白较体重正常者少，因而对人体健康的危害就更大。

抗病最前线

自我判断是否患有高脂血

常出现头昏脑涨或与人讲话间隙容易睡着。早晨起床后感觉头脑不清醒，早餐后好转，午后极易犯困，夜晚很清醒。睑黄疣是中老年女性血脂增高的信号，主要表现在眼睑上出现淡黄色的小皮疹，刚开始时为米粒大小，略高出皮肤，严重时布满整个眼睑。腿肚经常抽筋，并常感到刺痛，这是胆固醇积聚在腿部肌肉中的表现。短时间内在面部、手部出现较多黑斑（斑块较老年斑略大，颜色较深）。记忆力及反应力明显减退。看东西一阵阵模糊，这是因为血液变黏稠，流速减慢，使视神经或视网膜暂时性缺血。

②　千万不要吸烟

吸烟有害健康是众所周知的事实。有人统计，目前全世界成人中，约有50%以上男性和25%女性在吸烟，而且呈日益增长的趋势，这成了全社会普遍关注的一大问题。

③　高脂血不会放过儿童

谈起高脂血症，有许多人认为高脂血症只青睐那些中老年人，少年儿童是不会与高脂血症产生丝毫关系的。事实并非如此，高脂血症可发生于任何年龄，少年儿童照样有可能患高脂血症。有关儿童的正常血脂水平目前尚无定论。1970年日本曾经在各地测定儿童的血脂水平，并以此为基础提出正常参考值。这个标准是：总胆固醇 $\geqslant$ 5.2毫摩／升，三酰甘油 $\geqslant$ 0.76毫摩／升，低密度脂蛋白胆固醇 $\geqslant$ 3.38毫摩／升，高密度脂蛋白胆固醇 $\leqslant$ 1.04毫摩／升。以此诊断标准，儿童中高脂血症发生率是非常高的。

少年儿童中的高脂血症患者，除少部分为营养失调及肥胖因素而引发外，绝大多数为先天性基因缺陷或继发其他疾病所致。少年儿童认识能力有限，自制能力差，所以，对少年儿童高脂血症患者进行饮食调养时，应积极引导，严格管理。比如，尽量用他们熟悉的语言，耐心地给他们讲解病情，引导患儿吃些他们既喜欢吃又不影响血脂的食物，如水果、果冻、鱼干、肉松等。目前，世界上对已有明确高胆固醇血症的患儿也推荐进行饮食调养治疗，以防发生动脉粥样硬化，而且也有研究证实，低脂肪、低饱和脂肪酸和低胆固醇饮食，对高胆固醇血症的少年儿童亦确有较好的疗效。但是，长期采取这种饮食治疗是否对少年儿童的生长发育产生影响尚无明确解释。最近，美国国立心肺血液研究院组织实施了"儿童饮食干预研究"，对 8～10 岁的儿童（男女两性）进行了为期 3 年的饮食干预研究，结果观察到饮食治疗高脂血症获得了良好的效果，而且对少年儿童的生长发育无不良影响。

4 警惕脂肪肝

当某种原因引起肝脏内蓄积过多的脂肪并超过肝脏重量的 5%（正常肝内存在的脂肪占肝脏重量的 2%～4%）时，就形成了脂肪肝。

脂肪肝与高血脂的关系就像兄弟，高血脂是全身性脂质代谢紊乱，容易影响到肝脏；而肝脏是脂质代谢的主要部位，脂肪肝也会影响全身的脂质代谢，引起血脂异常。

脂肪肝分酒精性脂肪肝和非酒精性脂肪肝。据调查，经常过量饮酒的人 90% 会发生脂肪肝，其中 12% 的酒精性脂肪肝患者发生肝硬化。人们得出经验，饮酒量及持续时间与酒精性脂肪肝的发生直接相关，它们之间成正比关系。

经调查研究表明，符合下列情形者易患脂肪肝：高脂血症患者、糖尿病患者、腹部脂肪堆积者、长期大量饮酒者、肥胖者、病毒性肝炎患者、药物毒物长期作用者。

那么，为什么具有以上情形者易患脂肪肝呢？

举例说明，肥胖尤其是腹部脂肪堆积者之所以非常容易患脂肪肝，是因为他们体内营养物质相对过剩，容易存积在肝脏。高达 21%～78% 的糖尿病患者会合并脂肪肝，是因为体内胰岛素不足或胰岛素抵抗引起了内分泌代谢紊乱，血脂血糖异常而导致肝脏内脂肪蓄积过多，因此，脂肪肝悄悄地找上了他们。他们大多数并没有自觉症状，常在体检或因其他疾病就诊时才被发现，继续发展就表现为肝肿大、肝区胀痛、食欲减退、氨基转移酶升高，少数出现轻度黄疸、脾大等。成人体检中氨基转移酶升高者约35%为脂肪肝。

脂肪肝的后果是十分严重的，它很可能发展成肝硬化，出现黄疸、腹水等表现，严重时可危及生命。因此脂肪肝的防治对防止慢性肝病的进展和改善预后十分重要。

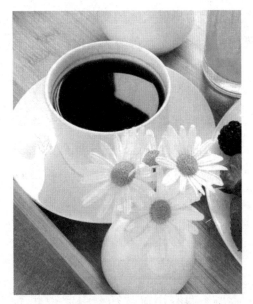

提倡心血管病患者最好不饮咖啡，特别是浓咖啡。

5 咖啡别喝了

咖啡既香浓味美又能提神解乏，已成为很多人喜爱的饮品。据测定，咖啡含有蛋白质、脂肪、粗纤维、蔗糖、咖啡因等多种营养成分，但咖啡的主要成分是咖啡因，它可刺激血脂造成血糖增高。1杯咖啡中含咖啡因100～150毫克。有人研究发现，长期习惯于喝咖啡者，如1天喝2杯以上，其血胆固醇水平及冠心病发病率比不喝咖啡或每天喝1杯以下者明显增高。即使喝咖啡量很小，也可引起血胆固醇成分比例失调。此外，咖啡可帮助消化，使体重增加，这些对心血管病患者都是不利的。因此，我们

6 热能摄入别太多

一般情况下，高血压合并高脂血症的患者常伴有肥胖或超重，因此控制总热能的摄入，保持正常体重至关重要。给予低热能饮食，以谷类、面粉为主食，宜吃新鲜蔬菜和水果，限制酒、糖类食物，尤其是脂类高热能食物，严格控制动物脂肪和胆固醇的摄入，以植物油为主，适当补充蛋白质。如果能使体重逐步控制在理想范围，血压、血脂也会随之降低。

7 别做剧烈晨练

早晨运动是很好的，但不能太过剧烈。清晨是心血管疾病的高发时间，

这是因为早晨人体的交感神经兴奋性比较高，而交感神经兴奋时会引起小血管的收缩，导致血压升高，严重时就会引起心肌缺血。此外，上午人体内的血黏度也比较高，容易导致血栓形成。如果此时运动过于剧烈的话，会加速其进程，从而促进冠心病等心脑血管并发症的发生。所以，做适宜的运动即可。

8 避孕药要慎用

长期服用避孕药会引起一些不良反应，比如口服避孕药可以影响血脂。避孕药是采取不同类型的雌激素和孕激素按不同的比例制成的人工合成制剂。近年来通过大量研究得出结论：口服避孕药可以引起血液中的胆固醇、三酰甘油、低和极低密度脂蛋白胆固醇水平升高，这就导致动脉硬化的危险性增大了，这也就会使冠状动脉粥样硬化性疾病的危险增大了。美国对2606个白人女性进行的跟踪调查研究表明，口服避孕药与不用该药者进行比较后的结果发现，口服避孕药者血液中的低密度胆固醇水平和三酰甘油明显增加，这类药物中雌激素和孕激素的比例就是影响高密度胆固醇水平的重要因素。其中雌激素含量越高，高密度脂蛋白胆固醇增加越

明显，而孕激素则与此恰恰相反。所以对于避孕药也不应随意选用，应有所选择。总之，为了保持身体健康，避免因长期使用避孕药而引起的不良反应，应该慎重服用避孕药。

9 草率停药害处大

人们总认为血脂就只是指三酰甘油，其实血脂还包括胆固醇。从心脑血管疾病发生的情况看，胆固醇所起的作用更重要。胆固醇主要存在于低密度脂蛋白中，这类脂蛋白像河塘里的淤泥，进入血管依附在血管壁上，形成动脉粥样硬化斑块，使血管狭窄或堵塞。更可怕的是，这些斑块表面的"纤维帽"会破裂，造成斑块内容物与血液发生反应，在短时间形成血

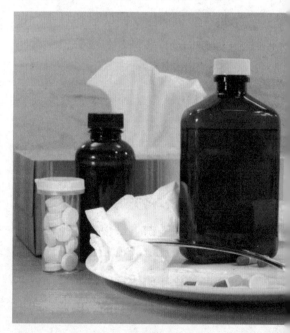

栓，使心脏上的大血管（冠状动脉）突然阻塞，造成患者在毫无症状的情况下突然死亡。

综上所述，积极降低胆固醇是对动脉粥样硬化相关的心肌梗死和脑卒中最关键和最根本的治疗。

人们总以为降脂治疗仅需一个疗程，这种病还没有多么可怕，血脂降下来后就可以停药了。其实，动脉粥样硬化是长期形成的慢性病，需要长期治疗，这点就连有些医护人员都没有明确的认识。

当血脂降到接近期望水平，应适当减少用药剂量，长期小量维持治疗，而不是立即停药。这是因为高脂血症除有外界原因，如饮食、运动等，还有自身代谢、遗传等原因，它们在体内长期影响着血脂。例如胆固醇的产生主要是来自体内小肠、皮肤和肝脏（约占80%），仅有20%是由食物提供的，所以体内代谢等因素非常重要。

不少患者在治疗达标后，就停止了药物治疗，有的患者是断断续续地进行治疗，这样是不利于此症的治疗的。与高血压病的治疗一样，目前的降脂方法只是治标，而不能治本。降低血脂虽不要求终身治疗，但在降脂治疗达到标准后，过早地停药，血脂水平还会再度升高。在治疗达标后，

还应在医生的指导下制订一个长久的治疗计划，有效地长期控制血脂，使其维持在正常水平，切忌三天打鱼两天晒网。

抗病最前线

中年人应警惕高脂血症

人到中年，由于工作紧张、缺乏运动、生活饮食不规律，尤其是过量食用高脂肪食物，容易造成高脂血。高脂血首先会影响人体的心血管系统，导致心脏病、冠心病、粥样动脉硬化等疾病，同时还可能导致脂肪肝。因此中年人更要注意预防高脂血症。

专家提醒，在日常生活中控制高脂血，首先是从饮食中控制，它主要包括两个方面：控制高胆固醇食物的摄入，多吃些有降低胆固醇作用的食物。

在饮食控制的同时，坚持体育健身运动，有利于消耗体内脂肪并加速血液运行，不使血流瘀滞，防止胆固醇在血管壁沉积。选定自己的运动项目并常年坚持，还有利于保持适宜体重。还要勤于用脑，人的大脑只有体重的2%，却消耗人体20%的热量，勤于用脑将有利于减少体内脂肪堆积，有利于降低血脂。40岁以上的人，还要在每年的健康体格检查时查验血脂。如果发现高脂血症，需要及时开展治疗。

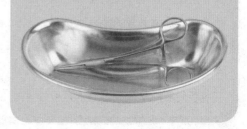

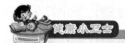
健康小卫士

吸烟有害健康

国内外医学专家一致认为，吸烟对心脑血管疾病是一个致命的威胁。据分析，一支卷烟的烟雾中，含焦油40毫克、尼古丁3毫克、一氧化碳30毫克。这些血管活性物质，除直接刺激血管运动中枢、刺激肾上腺素和去甲肾上腺素释放使血压增高外，还可直接损伤血管内膜，再加上尼古丁有使血中胆固醇增高和使血中高密度脂蛋白降低的作用，使吸烟者易发生高脂血症和动脉粥样硬化，从而使冠心病发生率成倍地增加；烟中的尼古丁还可直接刺激血管使其发生痉挛，使血小板凝集性增高，同时使血压升高、心跳加快，从而可诱发冠心病、心绞痛、心肌梗死。大量事实也证明了这一点。

吸入烟中的一氧化碳，很快进入血液，容易与血中的血红蛋白结合成一氧化碳血红蛋白，使血红蛋白失去带氧能力。如果血中的一氧化碳血红蛋白浓度过高，那么血氧浓度会明显下降，使组织供氧不足、动脉内壁水肿、内膜损伤，脂质更容易渗入血管壁，从而促进了动脉粥样硬化的形成。吸烟会使血清高密度脂蛋白水平降低，而吸烟者血清三酰甘油和胆固醇与高密度脂蛋白的比值比不吸

烟者高，吸烟可使冠状动脉粥样硬化的危险指数增加。

由此可知，吸烟对心血管疾病危害极大。为了防治高脂血症、动脉粥样硬化和冠心病，请各位吸烟者改掉吸烟的嗜好，且戒得越早，防治冠心病效果越好。

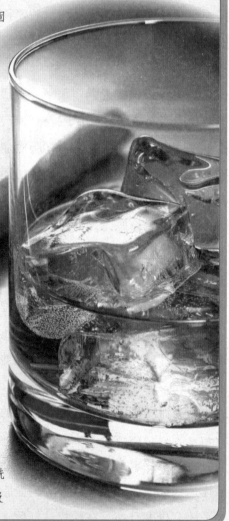

Part 2 中篇　高血压·高血脂与饮食健康

　　高血压、高血脂常常被称为"富贵病"，也就是说，绝大部分疾病的发生都是由于生活条件改善造成的负面效应，所以，良好的生活习惯是患者走向健康的第一步，虽然这样不能从根本上根除病症，但能起到良好的辅助治疗作用。

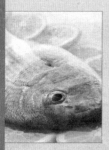 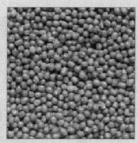 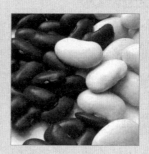 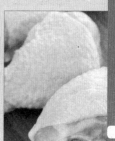

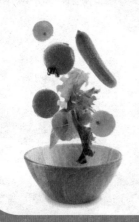 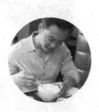 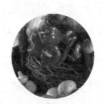 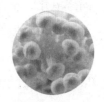

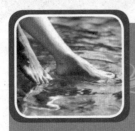

高血压
饮食疗法

合理饮食对于治疗高血压有着重要的作用，因此务必引起注意。

高血压的饮食原则

民以食为天，合理的膳食可以使你不胖也不瘦，胆固醇不高也不低。下面就为您介绍高血压患者应该注意的各项饮食原则。

1 限制能量的摄入

提倡吃复合糖类，如淀粉、玉米，少吃葡萄糖、果糖及蔗糖，这类糖属于单糖，易引起血压升高。

2 限制脂肪的摄入

烹调时，选用植物油，可多吃海鱼，海鱼含有不饱和脂肪酸，能使胆固醇氧化，从而降低血浆胆固醇，还可延长血小板的凝聚，抑制血栓形成，防止中风，还含有较多的亚油酸，对增加微血管的弹性，防止血管破裂、高血压并发症有一定的作用。

3 限制蛋白质的摄入

高血压患者每日蛋白质的摄入量为每千克体重 1 克为宜。每周吃 2 ~ 3 次鱼类蛋白质，可改善血管弹性和通透性，增加尿钠排出，从而降低血压。如高血压合并肾功能不全时，应限制蛋白质的摄入。

4 限制盐的摄入

每日应逐渐减至 6 克以下。普通啤酒盖去掉胶垫后，一瓶盖食盐约

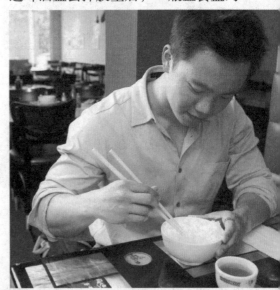

为6克。这6克食盐量是指烹调用盐及其他食物中所含钠折合成食盐的总量。适当减少钠盐的摄入有助于降低血压，减少体内的钠水潴留。

5 多吃富含钾、钙的食品

多吃含钾、钙丰富而含钠低的食品，如土豆、茄子、海带、莴苣。少吃含钠高的食品，如牛奶、酸牛奶、虾皮。少吃肉汤类，因为肉汤中含氮浸出物增加，能够促进体内尿酸增加，加重心、肝、肾的负担。

6 多吃蔬菜和水果

每天吃适量的新鲜蔬菜和水果，如菠菜、油菜、苹果、橘子等。

7 多吃海产品

适当增加海产品摄入，如海带、紫菜、海产鱼等。

高血压的饮食宜忌

1 碳水化合物食品

适宜的食品——米饭、粥、面、葛粉、汤、芋类、软豆类。

应忌的食品——番薯（产生胀气的食物）、干豆类、味浓的饼干类。

2 蛋白质食品

适宜的食品——牛肉、猪瘦肉、鱼、蛋、牛奶、奶制品（鲜奶油、酵母乳、冰淇淋、乳酪）、大豆制品（豆腐、纳豆、黄豆粉、油豆腐）。

应忌的食品——脂肪多的食品（牛、猪的五花肉、排骨肉，鲸鱼、鲱鱼、金枪鱼等）、加工品（香肠等）。

3 脂肪类食品

适宜的食品——植物油、少量奶油、沙拉酱。

应忌的食品——动物油、生猪油、熏肉、油浸沙丁鱼。

4 维生素、矿物质食品

适宜的食品——蔬菜类（菠菜、白菜、胡萝卜、番茄、百合根、南瓜、茄子、黄瓜）、水果类（苹果、橘子、梨、葡萄、西瓜）。海藻类、菌类宜煮熟才吃。

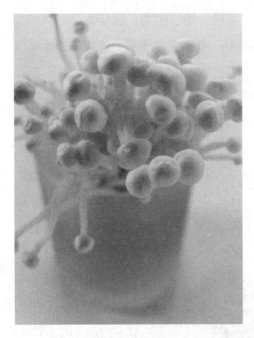

应忌的食品——纤维硬的蔬菜（牛蒡、竹笋、豆类）；刺激性强的蔬菜（香辛蔬菜、芫荽、芥菜、葱）。

5 其他食物

适宜的食品——淡香茶、酵母乳饮料。

应忌的食品——香辛料（辣椒、咖喱粉）、酒类饮料、盐浸食物（咸菜类、咸鱼子）、酱菜类、咖啡。

高血压的降压食品

有一些食品是天然的"降压药"，平时注意适当进食有助于降压。它们是：

香菇：研究证实，香菇可降低血

内胆固醇，防止动脉硬化和血管变性，是防止心血管疾病的理想食物。

牛奶：含有羟基、甲基戊二酸，能抑制人体内胆固醇合成酶的活性，从而抑制胆固醇的合成。此外，牛奶中含有较多的钙，也可降低人体对胆固醇的吸收。

生姜：生姜内含有一种类似水杨酸的有机化合物，该物质的稀溶液是血液的稀释剂和防凝剂，对降血脂、降血压、防止血栓形成有很好的作用。

甲鱼：具有滋阴进补作用。实验证明，甲鱼能有效地降低高脂饮食后的胆固醇含量。

海带：海带内含有大量的不饱和脂肪酸，能清除附着在血管壁上的胆固醇；海带中的食物纤维，能调顺肠胃，促进胆固醇的排泄，控制胆固醇的吸收；海带中钙的含量极为丰富，能降低人体对胆固醇的吸收，降低血压；海带中的不饱和脂肪酸、纤维素、钙的协同作用产生的降血脂效果极好，有很高的食疗价值。

苹果：含极为丰富的果胶，能降低血液中胆固醇的浓度，还具有防止脂肪聚集的作用。有报告指出，每天吃一两个苹果的人，其血液中的胆固醇含量可降低10%以上。

燕麦：含极其丰富的亚油酸，占

全部不饱和脂肪酸的 35% ~ 52%。维生素 E 的含量也很丰富，而且还含有皂苷素，可以降低血浆胆固醇的浓度。北京 20 余家三级大医院经过多年的临床研究证实，燕麦确有明显的降低血清总胆固醇、三酰甘油及脂蛋白的作用，并能升高血清高密度脂蛋白。

香蕉：每天 2 个香蕉可降血压，常吃香蕉，还能使人体保持电解质平衡及酸碱代谢平衡，让神经肌肉兴奋性维持常态，使心肌收缩与舒张功能协调，起到维持血压稳定和预防血管疾病的作用，并能有效地改善体质。另外，香蕉的能量很低，常吃也不会发胖，对减肥非常有效。

黑木耳：用清水将黑木耳浸泡一夜后，上屉蒸 1 ~ 2 小时，再加入适量冰糖，每天服 1 碗，可治高血压、血管硬化等。

荸荠：取荸荠、海蜇头（洗去盐分）各 30 ~ 60 克，煮汤，每日分 2 ~ 3 次服用，可治疗高血压。

芹菜：因高血压引起头痛、头胀的患者，常吃鲜芹菜可缓解症状。

葫芦：将鲜葫芦捣烂取汁，以蜂蜜调服，每日 2 次，每次半杯至 1 杯，有降血压的作用。

绿豆：对高血压患者有很好的食疗作用，不仅有助于降压，减轻症状，而且常吃绿豆还有防止血脂升高的功效。

蚕豆花：鲜蚕豆花 60 克或干蚕豆花 15 克加水煎服，可治疗高血压、鼻出血。

西瓜皮：取西瓜皮、草决明各 9 克，水煎服，可治高血压。

莲子心：有降压、强心作用，适用于高血压、心悸、失眠等症，用法是取莲子心 1 ~ 2 克，开水冲泡代茶饮。

菠菜：含有蛋白质、纤维素、蔗糖、葡萄糖、果糖和 B 族维生素、维生素 C、维生素 D、维生素 K、维生素 P，可作为治疗高血压和糖尿病的药用食物。

酸奶：高血压患者如果坚持喝酸奶，则能降低血压。此外，酸奶还具有防癌、防骨质疏松、防贫血、防便秘作用。因此，每天喝 100 ~ 200 毫升酸奶，对于防病治病是有益的，如果每天喝 400 毫升酸奶效果就更理想了。

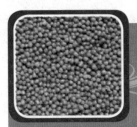

高血脂饮食疗法

合理饮食对于治疗高脂血症有着重要的作用，因此有必要引起高度关注，以便促进疾病的早日康复。当然，对于高脂血症患者，饮食上也要征求医生的意见。

高血脂的饮食原则

血脂主要是指血清中的胆固醇、三酰甘油和高密度脂蛋白。胆固醇和三酰甘油都是人体必需的营养物质，但必须保持在一定范围内。如果超出标准水平，则诊断为高脂血症。高脂血症易诱发动脉粥样硬化和冠心病。

合理的饮食是治疗高脂血症的基础，任何高脂血症患者在进行药物治疗之前，都应先进行饮食治疗，只有在饮食治疗无效或患者不能耐受(常需半年至一年)时方才使用药物治疗，因为饮食治疗是最合乎生理需求的和有效的措施。不论何种降脂药物，或多或少都有一定的不良反应，而且即使在用药物治疗时，也不应放松合理的饮食调理。因此高脂血症患者的饮食要有节制，每日摄入的食物能量以维持人体正常的需要为准。患者应多运动，可以促进体内多余脂肪的消耗。

自古以来，我国对膳食的研究积累了相当丰富的经验，早在《黄帝内经》中，就提出"五谷为养，五果为助，五畜为益，五菜为充"的多源营养理论。现代营养学也提出了七大营养素——糖类、蛋白质、脂肪、维生素、无机盐、水、纤维素，这些是维持机体正常生命活动不可缺少的物质。合理饮食，就是要求膳食中所含的营养素种类要齐全，数量要充足，比例要适当。营养所提供的热量与机体所需热量要维持平衡。

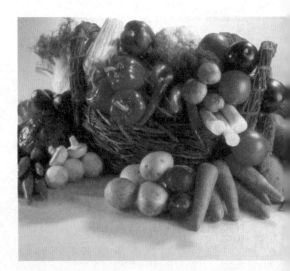

每人每天所需热量根据性别、年龄、身高、体重、活动量而有所差异。一般情况下，每人每天所需的热量＝标准体重（千克）×1千克体重所需的热量（千焦）。标准体重（千克）＝〔身高（厘米）－100〕×0.9。如果实际体重超过标准体重的 10%～20%，为超重；超过20%，则为肥胖。如果实际体重低于标准体重的 10%～20% 或以上者，为体重不足或消瘦。热量摄入过多，不仅是高脂血症的诱因，也是高血压、肥胖症、糖尿病等相关疾病的诱因。如果长期摄入热量过少，没达到维持身体的最小限度热量，则易出现饥饿性酮症，久而久之会导致慢性营养不良等。

给人体提供热量的三大营养素中，糖类占 55%～60%，蛋白质占15%～20%，脂肪占 20%～25%。糖类包括淀粉类食物如米、面、薯类等。糖的过量摄入，会转化为脂肪，导致血脂异常，故应控制。富含蛋白质的食物有：畜禽肉，鱼、虾等水产品，蛋、乳、豆类及其制品。脂肪类食物包括动物脂肪和植物油。特别应控制黄油、乳脂、肥肉的摄入。

胆固醇是人体细胞膜的组成成分，对维持人体正常代谢起重要作用，

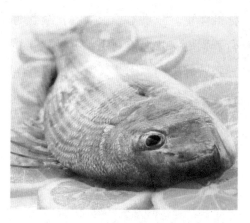

但长期摄入过量，则使总胆固醇升高。胆固醇在鸡蛋黄、动物内脏、鱼、虾中含量较多。其中鸡蛋除了富含胆固醇外，还含有优质蛋白质、铁、维生素等。每日食用 1 个鸡蛋即可提供优质蛋白质和足量的胆固醇。

食物纤维能抑制血中胆固醇、三酰甘油的吸收，同时使胆固醇与脂肪酸结合后排出体外，从而达到降低血脂的作用。谷类、大豆、蔬菜均含有食物纤维，谷类还富含维生素 B_1，蔬菜所含热量低，富含矿物质、维生素等，宜多食。水果与蔬菜相比，虽亦含维生素、矿物质等，但其热量较高，不宜多食，而且水果不能代替蔬菜满足营养需要。木耳、海藻不含热量，属于易引起饱腹感的富含食物纤维的优质食品。

此外，一日三餐还应合理。早餐吃饱，中餐吃好，晚餐吃少。一日三餐应品种多样，还应细嚼慢咽，保持

标准体重。减量不等于减餐，减餐时营养素更有效地被利用，更易肥胖并导致营养失调。因此，每餐都要有主食（米、面等）、主菜（富含优质蛋白质的大豆制品、鱼、虾、肉、蛋等）、副菜（蔬菜），每日食品种类多易于满足机体对不同营养素的摄取，从而达到营养平衡。

人体中的脂类大部分从食物中来，所以高脂血症的人饮食应有节制，主食之中搭配部分粗粮，副食品以鱼类、瘦肉、豆及豆制品、各种新鲜蔬菜、水果为主。少食精制食品、甜食、奶油、巧克力、动物内脏等。海带、

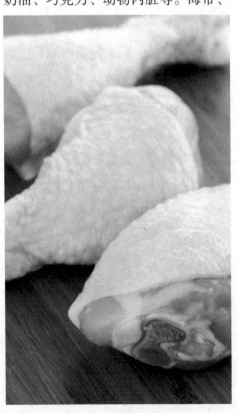

紫菜、木耳、金针菇、香菇、大蒜、洋葱等食物有利于降低血脂和防治动脉粥样硬化，可以常吃。饮牛奶宜去脂肪，不加糖。蛋类原则上每日不超过1只，烹调时避免油炒、油煎。烹调食物用素油，少吃油煎食物。少吃花生，因其中含油甚多，但可以食用核桃仁、瓜籽仁、果仁等。胆固醇过高者应少食蛋黄、肉类（特别是肥肉）、动物内脏、鸡皮、鸭皮、虾皮、鱼子、动物脑等含胆固醇过高的食物。

三酰甘油过高者要忌糖、忌甜食，并应限制总食量。饮食治疗应持之以恒。

高血脂的饮食疗法

下面对不同类型高脂血症的饮食治疗，作一个原则性介绍：

1 高胆固醇血症

仅仅是血胆固醇含量增高，而三酰甘油含量正常的患者，饮食治疗的要点是限制食物胆固醇，每天总摄入量少于200毫克。患者应忌吃或少吃含胆固醇高的食物，如动物脑、脊髓、内脏、蛋黄（每只鸡蛋蛋黄含250～300毫克胆固醇）、贝壳类（如蚌、螺蛳等）和软体类（如鱿鱼、墨鱼、

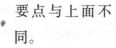

鱼子等)。另一方面，患者应该摄食适量的胆固醇含量不太高的食物，如瘦猪肉、牛肉、鸭肉、鸡肉、鱼类和奶类。这些食物胆固醇含量并不高，如每瓶牛奶仅含 30 毫克，其他几种食物每 100 克中也仅含胆固醇 100 毫克左右，不必过分忌口，当然也不要吃得太多。其次是限制动物性脂肪，适当增加植物油，计算表明，如烹调不用动物油，则每个患者每月吃植物油（豆油、玉米油、菜油等）500 ～ 750 克比较理想。素油好，但也不宜吃得过多，否则也会带来不利的影响。第三，多吃蔬菜、瓜果，以增加纤维的摄入。第四，多吃些有降胆固醇作用的食物，如大豆及其制品、洋葱、大蒜、金花菜 (草头)、香菇、木耳等。这些食物中，有的还同时具有抗凝血作用，对预防血栓形成和冠心病也有好处。

② 高三酰甘油血症

对于血三酰甘油含量增高，而胆固醇含量正常的患者，其饮食治疗的要点与上面不同。

第一，关键在于限制进食量，降低体重，达到并维持在标准范围之内。

第二，是限制甜食，此类患者对糖类特别敏感，吃糖可使其三酰甘油含量更加增高。因此，白糖、红糖、水果糖、蜜糖以及含糖的食品和药物等应尽量少吃或不吃。

第三，禁酒，酒可使这类患者的三酰甘油含量增高。

第四，适当增加蛋白质，尤其是大豆蛋白。

第五，适当限制胆固醇，每天低于 300 毫克，允许患者每周吃 3 个鸡蛋，其他含胆固醇食物也可适当食用，只要总摄入量不高于上述界限即可。

第六，适当限制脂肪，尤其是动物脂肪。

③ 混合型高脂血症

此型患者血胆固醇和三酰甘油含量都增高，饮食治疗的要点是将上面两型结合起来，即适当限制胆固醇和动物脂肪，控制食量以降低体重，忌吃甜食，戒酒，适当增加植物油、豆类及其制品，多吃蔬菜、瓜果和某些有降脂作用的食物。

高血脂食疗的烹调方法

根据高脂血症患者需低脂低热量要求，下面介绍几种针对高脂血症患者的烹调方法：

1 炖

将食物洗净切块后下锅，并注入适量清水，放入调料，置武火上烧开，撇去浮沫，再置文火上炖至熟烂，其食物特点是质地软烂，原汁原味。

2 煨

是指用文火或余热对食物进行较长时间加热的烹制方法。具体操作方法有二：一是将食物置于容器中，加入调料和适量的水，再用文火慢慢煨熟至软烂；二是采用传统的方法，用菜叶、荷叶等将食物包裹扎紧，外敷黄泥糊，再置火灰中，利用火灰的余热将其煨熟。其食物特点是熟酥，味香浓。

3 蒸

是利用水蒸气的高温烹制。具体操作是：将食物拌好调料后，隔水煮熟。用米粉包蒸的叫粉蒸，用荷叶或菜叶包扎蒸的叫包蒸；也有将食物直接放入容器中隔水蒸的小哺蒸。可在食物中加入清水或汤汁，也可不加入清水或汤汁蒸。蒸食的特点也是原汁原味，是饮食保健烹调中使用最广泛的一种方法。

4 煮

煮也是最常用的烹制方法之一，将食物下锅加水，先用武火煮沸后，再用文火煮熟。一般适宜于体小易熟的食物制作，煮的时间较炖为短。其

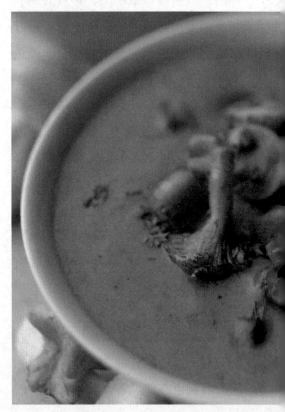

食物特点是味道清鲜，食物的有效成分较好地溶解于汤汁中。

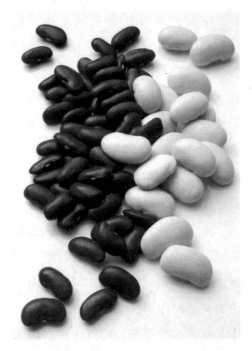

5 熬

熬是在煮的基础上进一步用文火熬至汁稠粑烂，比炖的时间更长。多适用于含胶质重的食物。其食物特点汁稠味浓，粑烂易化，适宜于老弱之人食用。

6 凉拌

是生食或近于生食的一种烹制方法。一般将食物清洗干净、切细之后，用开水烫过，再加调料拌匀即可。此种加工方法一般适用于蔬菜类食物，它能较好地保持食物的营养素和有效成分。其特点鲜嫩而脆、清香可口。高脂血症患者不宜采用的烹饪方法有：焖、炒、炸、烧等。

降血脂食物

随着生活水平的提高，患高脂血症的患者越来越多，除了药物治疗外，可用下面食物辅助降低血脂。

豆制品：包括豆浆、豆腐、豆芽等。现代营养学研究证明，豆制品不仅含有丰富的营养，还有降低血脂的作用。如果每日摄入 30 ~ 50 克大豆蛋白，能显著降低血清总胆固醇、低密度脂蛋白及三酰甘油水平，而不影响高密度脂蛋白胆固醇水平。研究者指出，大豆的降脂作用明显地与原来血脂水平高低有关。原血脂越高者，大豆的降脂作用越显著，因为大豆中含人体必需的 8 种氨基酸、多种维生素及多种微量元素，可降低血中胆固醇。

黄瓜：黄瓜中含有细纤维，能促进肠道腐败物质排泄和降低胆固醇。另外，黄瓜中含有的丙醇二酸，可抑制糖类物质转化为脂肪，尤其适用于心血管病患者。

蘑菇：含有一种嘌呤衍生物，有明显的降血脂作用。

大蒜：具有舒张血管、化解血小板过度聚集的功效，并有阻止胆固醇生物合成及抗氧化的作用。有报告指出，每天服用大蒜粉或大蒜精以及坚持吃大蒜，经过 4 ~ 5 周，血压会降低 10%，血清总胆固醇会降低 8% ~ 10%。如果每人每天吃一头大蒜，即可预防心脑血管疾病的发生。

洋葱：含有三烯丙基二硫化物及硫氨基酸，具有促进血凝块溶解、降低血脂、扩张冠状动脉和增加外周血管血流量的作用。国外学者研究认为，中老年人多吃洋葱，可以防止高脂血症、动脉硬化、脑血栓、冠心病的发生和发展。

生姜：含有油树脂，可抑制人体对胆固醇的吸收。

茶叶：降低胆固醇的效果明显。

蜜橘：加速胆固醇的转化，降低胆固醇和血脂含量。

酸奶：降低胆固醇的效果明显。

冬瓜：经常食用冬瓜，能祛除身体内多余的脂肪和水分，起到减肥作用。

胡萝卜：富含果胶酸钙，它能与胆汁酸结合后从大便中排出。身体要产生胆汁酸势必会动用血液中的胆固醇，从而促使血液中胆固醇的水平降低。

空心菜：科学家经过动物实验证明，空心菜能降低胆固醇、三酰甘油，并能提高微血管弹性，对高血糖、冠心病患者大有裨益。

茄子：富含维生素 P，能够增强细胞黏着力，降低血清胆固醇，提高微血管弹性，有降脂、通脉作用。对动脉硬化、高血压、冠心病、高脂血症有效。

黑木耳：近年来研究证实，黑木耳有抗血小板聚集，降低血脂和防止胆固醇沉积的作用。同时，还发现黑木耳有抗脂质过氧化的作用。脂质过氧化与衰老有密切关系，所以，老年人经常食用黑木耳，可防治高脂血症、动脉硬化和冠心病，并可延年益寿。

海带：具有软坚散结，利水降压，降低血脂，促进脑血管病患者康复的作用。经常食用，对预防高血压、高脂血症和动脉硬化有益。

山楂：含有大量的维生素 C 和微量元素，具有活血化瘀、消食健胃、降压降脂及扩张冠状血管的作用。

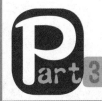art3 下篇　高血压·高血脂物理疗法

目前，对高血压、高血脂疾病的治疗方法主要是通过调整饮食和药物控制。此外，还有运动疗法、按摩疗法、心理疗法、音乐疗法、针灸疗法等。这些方法虽不能代替药物治疗，却能作为辅助治疗手段，使患者的病情有很大的改善。

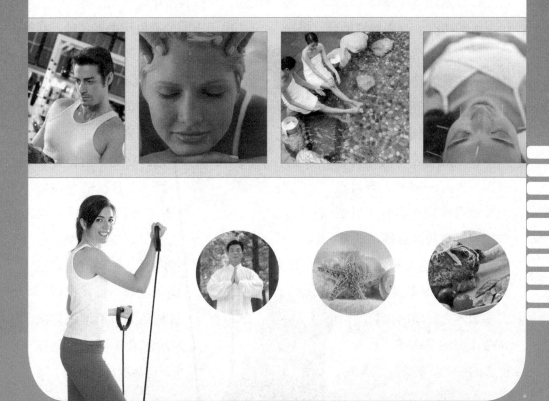

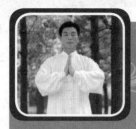

高血压
运动疗法

国内外的治疗经验都已肯定，体育运动是高血压的有效辅助疗法。运动疗法可以有效地协助降低血压。

高血压运动疗法简介

高血压已成为现代社会最常见的疾病之一，严重危害着人类的健康。国内外的治疗经验都已肯定，体育运动是高血压的有效辅助疗法。运动疗法可以有效地协助降低血压、调整神经系统的功能、改善血液循环、提高活动能力和生活质量，是高血压治疗的必要组成部分。

高血压的运动疗法在国外很流行，国内刚刚起步。许多人不知道运动本身可以降低血压，另有一部分人盲目运动导致身体损害。有学者调查研究，坚持体育锻炼或坚持体力劳动的人与相同年龄组不坚持体育锻炼或很少参加体力劳动的人相比，高血压病的发病率，后者为前者的3倍。实践观察发现，

绝大多数高血压患者，可以从运动疗法中获益。早期高血压患者，可以通过单一的运动疗法控制血压，中、晚期患者可以减少抗高血压药物，从而降低药物费用。同时运动还能强身健体，增强心肺功能，降低动脉硬化的危险，预防和治疗骨质疏松等。

由于不同的高血压患者年龄、症状、病情不尽相同，因此选择运动疗法的种类也不一样。每个进行运动疗法的高血压患者特别是中老年人，在运动前最好了解一下自己的身体状况，在医生指导下决定自己的运动种类、运动强度、运动时间和运动频度等。目前比较一致地认为有氧训练为高血压患者主要的运动方式，包括步行、慢跑、骑

自行车、游泳和做体操等。骑自行车能增加冠状动脉的血流，因而比步行更适合于高血压合并冠心病的患者。

长期神经过度紧张或情绪激动，导致支配心血管系统的中枢神经调节发生问题而导致高血压。坚持运动，可使高血压患者情绪稳定，心情舒畅，使工作和生活中的紧张、焦虑和激动得以缓解，从而促使血压下降。

长期坚持运动疗法的高血压患者，通过全身肌肉运动，可使肌肉血管纤维逐渐增大增粗，冠状动脉的侧枝血管增多，血流量增加，管腔增大，管壁弹性增强，这些改变均有利于血压下降；运动还能产生某些化学物质，能促使血管扩张，血液循环加快，使血管保持应有的弹性，因此可有效延缓动脉硬化的发生和发展，防止高血压病的加重。

长期坚持运动可调整自主神经功能，降低交感神经的兴奋性，改善血管的反应性，引起外周血管的扩张和血压下降。

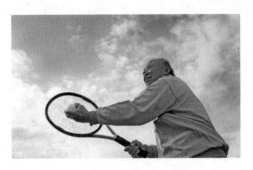

根据科学研究表明，对于缺乏体力活动的正常人和高血压患者，参加每周 3 次、每次 30 分钟、运动强度为 60% ~ 70% 最大摄氧量的骑自行车训练，血压可下降 1.3/0.9 千帕，每周 7 次的同样运动仅使血压下降略有增加，为 1.6/0.9 千帕，但体能的增加明显高于每周 3 次的运动者。有学者认为运动训练的降压效应至少在训练 1 ~ 2 周才能出现，训练 5 周左右血压达到稳定状态。根据科学研究，在 1 个月训练中，血压下降在第 2 周达最大限度，并在以后 2 周保持稳定，而最大摄氧量在 1 个月的过程中持续增加。有专家研究发现，小强度运动训练 3 个月时，老年高血压患者血压显著降低，在 9 个月时稳定在较低水平上；如果停止运动，其血压在 1 个月内快速恢复至运动前水平。因此，高血压病的运动治疗必须长期坚持。

① 运动时间

每次运动时间以 30 ~ 60 分钟为宜；每周 3 次以上即可产生降压效应。有专家发现，每周运动 7 次的训练比每周运动 3 次的降压效果明显。

② 适应证和禁忌证

在进行高血压病的运动治疗时，

首先要严格掌握适应证和禁忌证，临界性高血压、Ⅰ～Ⅱ期高血压病和部分病情稳定的Ⅲ期高血压患者适合用运动疗法。任何临床病情不稳定者均属于禁忌证，包括急进型高血压、重症高血压或高血压危象、病情不稳定的Ⅲ期高血压病和合并其他严重并症者。其次，控制好运动量，从小运动量开始，随机体功能状态的改善而逐渐增加，然后维持适宜的运动量并经常进行运动。

3 运动强度

运动强度掌握得当才能保证运动的效果，高血压运动疗法倾向于中低强度，研究表明，低强度运动的降压作用比高强度的运动更好。尤其是对中度以上的高血压患者，不提倡高强度运动。

因此，高血压患者在运动时一定要把握好运动强度。并且运动强度需要因人而异，每个高血压患者都应选择最适合自己的运动强度，并且持之以恒地进行锻炼。

一般来说，运动后以不发生头晕、心慌、气短，不是非常疲劳为度。如果运动结束后1小时心跳频率还是高于平时，那就是运动强度过大。

4 运动标准

高血压患者的最佳运动标准以最大心率为准，其算式是：220减年龄等于最大心率，最大心率乘以70%是靶心率(THR)。靶心率是既安全、又能达到锻炼目的心率，在靶心率的状况下运动20～30分钟就达到锻炼目的。每周运动5次即可。

心率也叫脉率，绝大多数人难以照上面的标准进行运动，可以因人而异，即按照自身状况，选择运动形式、运动量、运动时间等。总之应因地制宜，量力而行，循序渐进，合理适度，持之以恒。因地制宜：因居住环境、住室条件的差别选择适合自己的运动，不必照他人的运动方式进行，在现有条件下制订自己的运动计划。量力而行：此条极为重要，多数高血

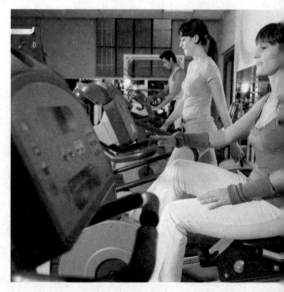

压患者为中老年人，过去又缺少运动方面的经验，看到他人运动收效即行照搬，结果常因运动量过大而出意外。循序渐进：从运动规律来说，应从轻量度开始，逐步加量，一般以运动时心率在 100 ~ 120 次 / 分为适合。合理适度：以运动量未超过自己的承受力，节律缓慢，动作放松，有微汗出，运动结束后，有一种轻松爽快的感觉为度。持之以恒：不可三天打鱼两天晒网。对慢性病来说，任何治疗都不可能在短时内就有明显效果，一定要坚持下去，再配合其他方法，一定能收到良好效果。

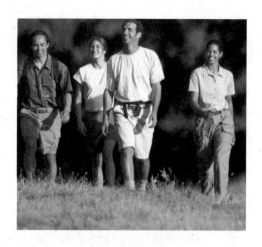

5 运动注意事项与禁忌

（1）外出结伴为好，有说有笑，互相关照；有事有人通报。

（2）运动场所不宜太远，遇有天气变化或其他情况，便于及时返回。

（3）天亮前不宜在树林里锻炼，不经阳光照射的树木会放出大量二氧化碳来，严重时可中毒。

（4）有雾时不宜运动，下雾时的空气对人有害。

（5）不可空腹运动，活动需要能量，缺少能量可引起心率失常，甚至猝死。

（6）不可憋尿，憋尿会引起全身不适，使交感神经发生暂时性紊乱，血压会明显上升。

（7）不宜便秘，便秘会产气，又被自身吸收，久之直肠膨胀，会停止排便要求，这是造成便秘的直接原因。女性如直肠内粪便过多，使直肠过度膨胀，使子宫颈向前推移，子宫后倾，子宫壁易充血及失去弹性，发生筋骨疼痛、腰痛、月经不调等。

（8）运动量不宜过大，否则可使自觉症状加重，引起头晕不适，严重时可诱发心绞痛及脑血管意外。另外，运动后增加食量也不好，绝不可参加竞技性运动。

运动的禁忌是相对而言的，只要不是长期卧床的患者，可根据自己的情况适量运动。对高血压患者来说，有如下病变时要禁止运动：

（1）血压超过 26.7/14.7 千帕 (220/110 毫米汞柱) 者。

（2）主动脉夹层动脉瘤、急性脑血管病患者。

（3）高血压心脏病的晚期、急性左心衰发作期。

运动时还需注意：

（1）运动时应该坚持适度适量的原则，一旦并发冠心病，就应减轻活动。

（2）服降压药如心得安等，心率减慢以达到靶心率，此时就不应再勉强活动。

（3）合并其他疾病，特别是病态窦房结综合征也难以达到靶心率。

（4）体质不同，各种基础心率也不相同，因此运动形式不可照搬。对防治高血压病来说，最佳运动量标准只有一个，就是量力而行，华佗说，"人体欲得劳动，但不当使极尔"，是说要坚持运动，又不能超过负荷。

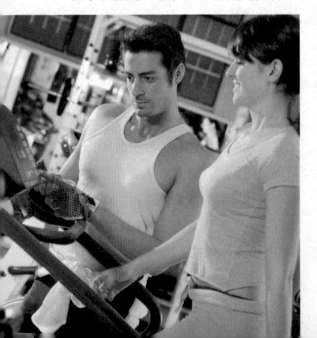

★ 专家提醒

需要强调的是，运动疗法效应的产生需要至少1周的时间，达到较显著的降压效应需要4～6周。所以运动要持之以恒，如果停止运动，运动疗法产生的效应可能在2周内完全消失。不要轻易撤除药物治疗，在很多情况下，运动疗法只是高血压病治疗的辅助手段，特别是Ⅱ期以上的高血压患者则应在药物治疗的基础上进行运动治疗。由于大多数高血压患者为中老年人，尤其是过去没有运动锻炼的习惯者，一定要做好运动前的准备活动及运动后的放松运动，开始时的运动量要小，运动的时间不宜过长，应循序渐进，根据病情和体力逐渐增加运动量。高血压病的运动疗法是一种有效的辅助治疗方法，非一朝一夕所能奏效，所以持之以恒，方能收到应有的效果。

高血压常用运动疗法

1 步行

各种高血压患者均可采用。做较长时间的步行后，舒张压可明显下降，症状也可随之改善。散步可在早晨、黄昏或临睡前进行，时间一般为 15 ~ 50 分钟，每天 1 ~ 2 次，速度可按个人的身体状况而定。到户外空气新鲜的地方去散步，对防治高血压是简单易行的运动方法。散步既不激烈，又可随时增减运动量，长寿老人都有好的腿脚。俗话说，"人老先从腿上老"，实为经验之谈。腿脚的力量与衰老成正比，为此必须加强下肢的锻炼。每次运动的步程怎样计算呢？1 分钟走 90 ~ 100 步，1 小时约走 6000 步，每日如此，对多数人是适宜的。在运动时可配合做呼吸动作，深呼吸有降压作用，还可排出更多的二氧化碳。由于二氧化碳的降低、血管松弛而有降压作用。这就是"吐故纳新"的意义。深呼吸可促进血液循环，保持头脑清新，提高中枢神经系统的功能。血液里含氧量增加，抑制肾脏制造升压物质，减少了升压因素。最好练腹式呼吸。腹式呼吸被各种健康疗法所采用，对高血压患者，尤其是肥胖型患者更适宜。腹肌与横膈膜不断紧缩，减少肚皮的凸出，有益于减肥。

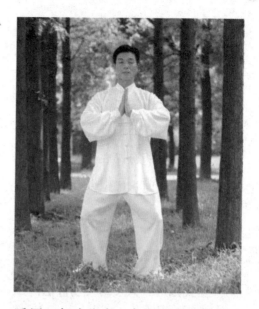

2 慢跑或长跑

慢跑和长跑的运动量比散步大，适用于轻症患者。高血压患者慢跑时的最高心率每分钟可达 120 ~ 136 次，长期坚持锻炼，可使血压平稳下降，脉搏平稳，消化功能增强，症状减轻。跑步时间可逐渐延长，以 15 ~ 30 分钟为宜。速度要慢，不要快跑。尤其冠心病患者则不宜长跑，以免发生意外。

3 打太极拳

适用于各期高血压患者，对防治高血压有显著作用。据北京地区调查，长期练习太极拳的 50 ~ 89 岁老人，其血压平均值明显低于同年龄组的普通老人。下面具体阐述高血压患者打太极拳的三大好处：

第一，太极拳动作柔和，全身肌肉放松能使血管放松，促进血压下降。

第二，打太极拳时用意念引导动

作，思想集中，心境宁静，有助于消除精神紧张因素对人体的刺激，有利于血压下降。

第三，太极拳包含着平衡性与协调性的动作，有助于改善高血压患者动作的平衡性和协调性。太极拳种类繁多，有繁有简，可根据每人状况自己选择。

4 做气功

据我国医学人员对气功疗法降压原理的研究证实，气功对高血压患者有明显治疗作用。用气功治疗高血压的近期有效率可达90%左右。美国也有报道说，用气功治疗高血压，半年后约对75%的患者有效。但高血压患者在进行体育锻炼时，注意不要做动作过猛的低头弯腰、体位变化幅度过大以及用力屏气的动作，以免发生意外。老年人由于往往患有多种慢性病，体育锻炼时更应注意，最好在医生指导下进行锻炼。

另外还需注意，高血压患者不宜参加冬泳运动。

 名家偏方

高血压简易运动疗法

1. 捏掌疗法。先从右手开始捏掌，用左手大拇指按右手掌，从手掌近腕处起，一直向前按到指尖，每个部位都无遗漏地按捏下去。两手分别做完约需10分钟，按捏时要心平气和、呼吸均匀。

2. 转踝疗法。盘坐在椅子上，用手抓住脚尖，慢慢地、仔细地转。左右两踝各转30～40次，早晚进行比较有效，特别在洗澡后转踝效果最好。

3. 跑步疗法。慢跑是一项最经济、最有效的有氧降压运动。跑步时间可逐渐延长，以15～30分钟为宜，速度要慢，不要快跑。

4. 散步疗法。散步可在早晨、黄昏或临睡前进行，时间一般为15～50分钟，每天1～2次，速度可根据本人身体状况而定。

5. 揉腹疗法。双手重叠，揉动腹部，尽量用靠近腹部的一只手按紧小腹部轻轻揉，按顺时针方向转动5分钟。

6. 按摩疗法。用手指按摩穴位，常用的穴位有肩井、内关、合谷、曲池、足三里、血海、百会、三阴交、少海等，每个穴位按摩36次，可收到有效降压效果。

7. 扭腰疗法。两脚平行站立，与肩同宽，膝胯微屈，肩腰等关节放松，呼吸自然，悠然自得地扭腰晃肩，做到上虚下实，轻柔而有节奏。每次20分钟，一天可进行数次。

8. 挤压疗法。坐在凳子上，用两个膝关节挤压蜷曲的手掌，两手交替进行，每次20分钟。

> 按摩，即在人体一定穴位上，运用推、拿、揉、压、搓、扣、打、动、滚、指针、扳、捏、踩的一种保健治疗方法。

高血压按摩疗法

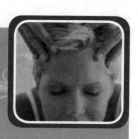

按摩疗法可以由他人进行，也可以自我进行，不受时间、环境、条件的限制。

应用按摩防病、治病、健身益寿，在中国有悠久的历史，几千年前就受到众多医学家及养生学家的高度重视。著名医学家孙思邈十分推崇按摩导引，他说："按摩日二遍，一月后百病并除，行及奔马，此是养身之法。"摩面浴头，使面色光泽，能防高血压；摩耳可防耳病，有助于全身经脉气血流畅，能防百病；摩腹可助消化，有开胃健脾之功。高血压患者进行药物治疗的同时，可采用按摩疗法防治高血压，可有效地防止药物的不良反应，且效果明显。按摩，可随时随地来做，老少皆宜。按摩方法简单，种类较多，好学易记，疗效显著。无病可以健身，有病可以治病，学习日常一些按摩养生法，对中老年人养生保健，防治高血压疾病大有益处。下面分别介绍防治高血压的头部按摩疗法、耳部按摩疗法、足部按摩疗法等以供参考。

头部按摩疗法

中医认为"头为诸阳之会"，人体十二经脉和奇经八脉都聚会于头部，而且头部有几十个穴位。正确的按摩和日常的一些良好习惯对高血压患者可以起到意想不到的保健作用。头部按摩可促进头部血液循环，疏通经脉，流畅气血，调节大脑神经，刺激皮下腺体分泌，增加发根血流量，减缓头发的早衰，并有利于头皮屑和油腻的清除。此外，还能保持头脑清醒，解除疲劳；对治疗眩晕、失眠、高血压、动脉粥样硬化等疾病也有较好的疗效。

头部按摩方法是每天早、中、晚各梳头1次，用力适中，将头皮全部梳理1遍，每次2～3分钟。每天用梳子反复梳头后再用木梳齿轻轻叩打头皮3～5分钟，最后再梳理1遍。若能结合头部穴位和疼痛部位叩打，则效果更佳。下面详细地为您介绍头部按摩的具体手法。

推发：两手虎口相对分开放在耳上发际，示指在前，拇指在后，由耳上发际推向头顶，两虎口在头顶上会合时向上提头发，反复推发10次，操作时稍用力。两掌自前额像梳头样向脑部按摩，至后颈时两掌手指交叉以掌根挤压后颈，有降压的作用。

叩头：双手五指分开成半屈状，用指端由前发际向后叩击，反复叩击12次，叩时要用力均匀并稍用力。

擦鬓角：用双手示、中、无名、小指的指腹在鬓角部位上下反复擦12次，以用力擦至发根为好。

击百会：用右手（左手也可）五指并拢，用掌指击百会穴36次。要求击时手掌动作要半起半落，力量尽可能均匀。

疏松头部：以两手示指自印堂穴向上延眉梢左右向外按摩至两侧太阳穴，并按摩拍击印堂、太阳穴各十几次，再按摩风池等穴各十几次，能缓解高血压病引起的头晕、头胀、头痛。

耳部按摩疗法

摩耳是一种防止听力衰退和兼具养生保健功效的自我按摩方法。耳朵，不仅是人体的一个独立听觉器官，而且与五脏六腑、十二经脉有着千丝万缕的联系。耳部按摩能清醒头脑，增进记忆，强化听力，消除疲劳，防治头晕、头痛，调整血压。

中医认为，耳与脏腑、经络、腺体的关系密切。人体任何部位发生病变，都可通过经络反映到耳郭的相应部位上来。如果经常锻炼双耳，对其进行局部按摩，拉引刺激，可促进血液、淋巴循环和组织间的代谢，调理人体各部及脏腑机能，达到健身强体的目的。

应对高血压的关键措施是"重在预防"。近年来，耳穴按摩疗法已经证实有一定的稳定血压作用。耳穴

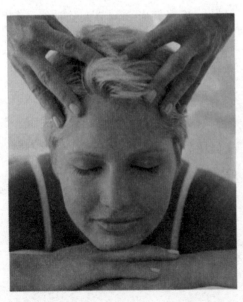

按摩疗法可以预防高血压，对轻度高血压具有良好的治疗效果，还对中度和重度高血压具有良好的辅助治疗作用。中医认为，"耳为宗脉之所聚"，十二经脉皆通于耳，人体某一脏腑和部位发生病变时可通过经络反映到耳郭相应点上。耳背有一道耳背沟，位于耳郭背面，由内上方斜向下方行走的凹沟处。因其有稳定血压的作用，故亦称降压沟。

现将具体的按摩方法列举如下：

捏揉耳尖法：用双手示、拇指肚捏、揉、抖耳尖端半分钟，有镇静、止痛、清脑等功能。

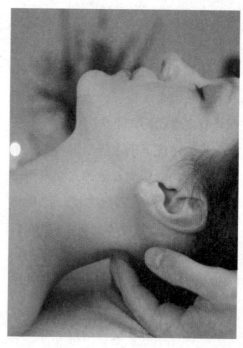

捏弹耳垂法：以双手示、拇指肚，分别提揉双耳垂，先轻轻捏揉耳垂半分钟，使其发红发热，然后揪住耳垂向下拉，再放手，让耳垂恢复原形，此法可促进血液循环，延缓老年性耳聋，减少耳鸣。

挽拉全耳法：右手绕过头顶，以示、拇指夹耳尖向上牵拉左耳36下，再换左手做相同动作。此法可提高免疫系统的功能，促进颌下腺、舌下腺的分泌，起到保护视力、减轻喉咙疼痛、防治慢性咽炎的作用。

双手扫耳法：用双手掌把耳朵由后面带动耳郭向前扫，紧接着再回过来时带动耳郭向后扫，此法可激活免疫系统的功能，增强抗病力，可醒脑、补肾、调和阴阳。

按摩耳轮法：双手握成空拳，以示、拇指沿耳轮上下来回摩擦数十下，使之充血发热。此法有保肝、补肾等作用。

按摩耳屏法：以示、拇指肚夹耳屏（耳中心部），不分凹凸高低，按摩捏揉半分钟，重点按摩耳甲腔、耳甲艇，其属心、肺、呼吸道和消化、泌尿系统反射区。然后用双手中指插入耳道口，指肚向前对准屏内侧，顺逆时针旋转2～3圈后拔出，如此反复进行，具有调理气血、开九窍、益五脏、健美、抗衰老的功能。

按摩耳穴法：取穴为降压沟、

降压点、肝穴、肾穴、内分泌穴、肾上腺穴、耳轮部、耳背部。

用白虎下山手法（以双手示指或示指及中指之指腹，从上而下按摩双耳背之降压沟，本法因由上而下按摩，形如白虎下山之势而得名）按摩位于耳背的降压沟6分钟，频率为每分钟约90次，以红热为度；捻耳轮部6分钟，频率为每分钟约90次，重点捻耳尖；掌擦耳背部，频率为每分钟约120次；其余穴位用耳压法贴王不留行籽治疗，每次轮替选用3～4个穴位，左右耳交换治疗。如是轻型高血压患者，贴丸后每天早晚按压2次即可，如是中型或重型患者应适当增加按压次数。还可配足底涌泉穴，掌擦涌泉穴5分钟，频率为每分钟约180次。

☆ 专家提醒

高血压患者需要特别注意的是，按摩耳背下耳根有升压作用。

除耳穴按摩外，高血压患者还应注意：及时监测血压，遵医嘱服用降压药物；节制饮食，控制体重；限制食盐摄入量；保持乐观情绪，注意劳逸结合，生活起居有节；经常进行散步、慢跑、打太极拳等有氧运动。

足部按摩疗法

足底按摩疗法是通过对人体各脏器在足部相对应的反射区进行手法刺激的一种有效的物理治疗法。人体解剖学表明脚上的血管和神经比其他部位多，无数的神经末梢与头、手、身体内部各组织器官有着特殊的联系，所以，对足部加以按摩对于治疗高血压病有很好的疗效。

中医认为，足底的反射区分布是将人体整体缩小投影，反射到足部，是局部反映整体的一种表现。当人体脏腑、器官发生病理改变的时候，会在双足对应的反射区产生压痛，那么

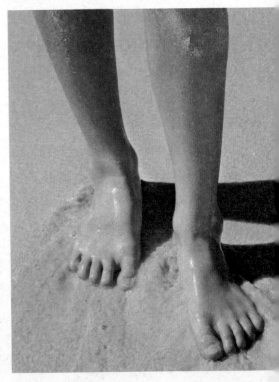

这个部位即为病理反射区，在治疗的时候就以这些反射区作为重点。

在进行足底按摩的时候，可以用拇指的螺纹面、示指和中指的指间关节对反射区进行按揉点压，也可以使用光滑的塑料棒刺激反射区。足底按摩一般以压痛反应比较强的部位为治疗重点，按照先左足后右足、先主要区域再次要区域的顺序进行治疗。

人的脚上有 60 多个反射点，与人体的主要脏器相对应。按摩以用力为基础，而"力"有 3 要素：力的作用点、力的大小以及力的方向。按摩力道并非越大越好，有些人误以为越痛越有效而强忍着，反会导致足部损伤。受过专业训练的按摩师推拿手法得当，就可以取得应有的效果。反之，则会带来许多弊端。

足底按摩不但是物理疗法，还是良好的心理疗法，被人按摩足底本身就是一种难以言传的高待遇，使患者从精神上、身体上都得到最大的关怀和爱抚，它会产生一种巨大的精神力量和物质力量去战胜疾病，因此足底按摩对促进健康起到了巨大的作用。

按摩时可取：心脏、脑垂体、颈椎、颈项、降压点、内耳迷路、大脑、甲状腺、甲状旁腺、前列腺、大肠、

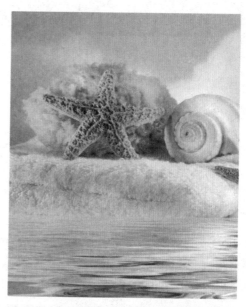

小肠、额窦等穴区，在按摩期间应多饮白开水，少食盐和高胆固醇食物。

1 足底按摩疗法

第一步：患者俯卧位，医生站于其旁，用双手掌自肩背部向足跟方向做推法 3 ~ 5 次，再用双手掌揉背部及揉拿下肢后侧 3 ~ 5 次，点按肝俞、心俞、肾俞、涌泉穴；第二步：患者仰卧位，医生用双手掌自太阳穴至风池穴做推法 3 ~ 5 次，然后，一手拇指和中指相对捏住太阳穴，另一手揉拿头部两侧 2 ~ 3 次，再点按百会、风池穴；第三步：用双手揉拿上肢及下肢 3 ~ 5 次，捏拿腹部 3 ~ 5 次，点按曲池、内关、足三里穴。通过上述治疗以达到调节神经、放松肌肉、扩张血管、降低血压的作用。

2 自我保健疗法

首先，用双手自太阳穴、头侧部、风池穴至肩部做推法3～5次，然后，在同一部位用手做搓法3～5次，可分别进行，亦可两侧同时进行，再按压曲池、内关、足三里、涌泉穴。其次，一手掌放于后颈部，手指和耳根相对，用力自上而下揉拿20～30次。上述手法，每天早晚各做1次。

3 按摩涌泉穴疗法

方法是取坐位于床上，用两手拇指指腹自涌泉穴推至足根，出现局部热感后终止操作，每日1～2次。按摩涌泉穴可取坐位，将一条腿放在另一条腿上，同侧手托住脚踝，对侧手用小鱼际部在涌泉穴做上下推擦，直到脚心发热为止，再换另一条腿。还可以坐床上两脚心相对，用两手拇指指腹自脚跟往前推至涌泉穴，由上而下反复36次，推至脚心发热为止。按摩涌泉穴动作要缓和、连贯，轻重要合适。刚开始速度要慢，时间要短，等适应后再逐渐加快按摩速度。在按摩脚心的同时，还要多动动脚趾。

4 拿捏大脚趾疗法

大脚趾是血压反射区之所在，随兴用手上下左右旋转揉搓即可。在血压突然升高时，立即用指甲掐住大脚趾与趾掌关节横纹上中央处，2分钟左右血压便会下降。

5 卵石摩脚疗法

俗话说："双脚如树根，治脚治全身。"运用卵石摩脚，来刺激其皮肤神经末梢感受器，通过中枢神经起到调节内脏器官的作用，达到促进血液循环、加速新陈代谢、预防和治疗疾病的目的。踩鹅卵石对Ⅰ、Ⅱ期高血压患者有益，患者可赤脚在凹凸不平的鹅卵石小径上踩踏或小步跑，亦可用布袋装上小半袋鹅卵石，平放在地上赤脚在上面来回不停地踩踏，或

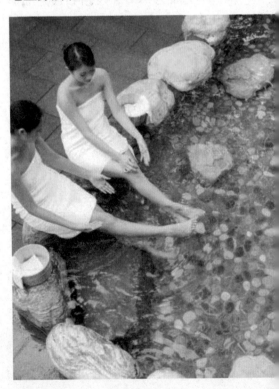

者用挑选过的鹅卵石，固定在 0.5 平方米的湿水泥上，制成鹅卵石水泥板，赤脚在上面有节奏地踩踏。踏鹅卵石的时间可安排在早晚进行，每次 15 分钟以上，踩踏时需防止跌倒，天凉时要防止感冒。

6 指（趾）甲按摩疗法

给手足指（趾）甲以一定量的刺激，对原发性高血压的改善有卓效，这是按摩疗法在临床应用中获得的新经验。

指（趾）甲根，是人体经络的起点或终点。刺激指（趾）甲根，可使"气"流通活跃，促进血液循环。其中，刺激拇指甲根，有助血压下降。方法是：在拇指甲根线状隆起肌肉处，用另一手拇、示指捏住，旋转地揉搓；然后，再从甲尖向指根方向揉搓。呼气时揉搓，吸气时放松，不需过于用力。左右拇指各揉搓 5 分钟左右。尽可能早、午、晚各按摩 1 次。

▶ 给·您·支·招

高血压色彩疗法

颜色同人的健康有着密切的关系，红色能刺激和兴奋神经系统，使人兴奋、暴躁，甚至能加快心率和升高血压。蓝色能使人产生凉爽、轻快的感觉，进而使人平静、放松，有助于降低血压。绿色不但有助于消化，而且能起到镇静和松弛神经的作用，自然界的绿色还能帮助人消除疲劳和安定情绪。青色使人产生亲切、舒适、柔和的感觉。

高血压患者的居室色彩应以淡绿色为主，淡绿色有清肝火、滋阴潜阳、镇静神经、降低血压等作用。墙壁、窗帘也可用浅蓝色，因为浅蓝色能给人以安定清爽感，并有镇静、息怒、降低血压、降低体温等作用，对高血压患者非常有益。居室的灯光不宜过于明亮，以柔和的白色灯光为宜。避免使用红色、橙色、紫色等刺激性强的灯光。衣服色彩宜淡雅，如白色、天蓝色、绿色等，以利于诱发宁静的情绪。平时宜到绿色、宁静的环境(如公园、花房、林间、郊外、田间等)中散步，可转移注意力，缓解紧张情绪，有利于改善中枢神经功能。此外，平时可以想象蓝天白云，使自己轻松愉快、心旷神怡。还可以想象碧绿平静的湖水、茵绿的草坪，引发出宁静、轻松、舒适之感，这些都有降低血压、优化情绪之功效。

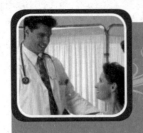

高血压
心理疗法

不轻易显露自己的感情以及保守、固执等性格都会使血压失常，所以有人称高血压为"情感病"，因此用心理疗法治疗高血压可收到较好疗效。

高血压患者可以采取调换工作环境、减轻工作量、降低人生追求、与人交谈、向人倾诉、唱歌、欣赏柔和音乐、旅游等方法来消除致病的社会心理刺激因素，提高自身的应激能力，控制情绪冲动。再配合药物等其他疗法，高血压病便能得到控制。

为心灵减负

部分高血压患者发现血压增高后，思想负担很重，情绪极不稳定，终日忧心忡忡，结果使血压增高，病情加重；有的患者出现消极沮丧、失去信心等不良心理，觉得自己给家庭和社会带来负担，成为"包袱"，不愿按时服药，不肯在食疗、体疗等方面配合治疗，等待"最后的归宿"；也有的患者因降压治疗一时不理想，对治疗失去信心，变得焦躁不安、怨天尤人。

虽然高血压病的治疗目前尚缺乏治本的方法，需要长期作战，但若能在药物治疗的同时避免增加心理负担，改变生活方式，进行自我安慰，家人多给予心理安慰和生活上的体贴，病情是可以控制的，并发症是可以避免的。

纠正猜疑心理

一些患者一旦确诊高血压病之后，便把注意力集中在疾病上，稍有不适便神经过敏，猜疑血压是否上升了，是否发生并发症了，终日忧心忡忡；有的患者看了一些有关高血压病的科普读物，或报纸杂志上的科普文章，便把自己的个别症状及身体不适进行"对号入座"，怀疑自己毛病加重或百病丛生，对医生的解释总是听不进去，有时还总是希望医生说自己病情严重。有点头晕头痛便怀疑是否有中风的危险，有点肢体麻木便断定是中风先兆。

患者的猜疑心理会导致血压升高，病情加重，终日心烦意乱，无所适从。有的患者因为猜疑过多，对治疗失去信心，往往借酒消愁，借烟解闷，使原来不太高的血压骤然升高，使原本不太重的病情日趋加重。因此，要借助心理疗法将对疾病的注意力进行转移，以逐步把血压降至正常范围或接近正常范围。

高血压心理疗法

人在紧张、忧愁、愤怒、悲伤、惊慌、恐惧、激动、痛苦、嫉妒的时候，可出现心慌、气急和血压升高，甚至导致脑血管痉挛或破裂，中风致死。高血压患者的情绪变化，常常导致血压不同程度的波动。高血压患者保持心境平和、情绪乐观十分重要，良好的情绪能使血压稳定，有利于高血压患者的康复。以下几种方法可帮助高血压患者保持情绪稳定：

1 聊 天

聊天可促使人思考，推迟大脑衰老。要谈话，就要脑、耳、目专注，喉、手并用，这样可减少大脑中褐色素的积累。而褐色素的积累，是促使脑衰老的因素之一。在不愉快时找人聊聊天，能解除一时的不快，摆脱激动、愤怒、委屈、忧郁、疑虑等情绪；聊天能带来快乐又可学到许多知识，使人感到生活丰富多彩，从而保持心情舒畅。

2 动 脑

人的衰老主要是脑细胞死亡。许多老年人迟钝，纯属一种心理作用，以为自己老了。中老年人的脑细胞虽然每天都有死亡，但在活动情况下，每天又有新的细胞生成，适宜的脑运动与脑营养会使新生细胞比死亡细胞还多。只有积极动脑，才能促进脑健康，通过脑协调来控制全身的功能，达到健康长寿。

3 幽 默

幽默是极好的精神调节剂。一个

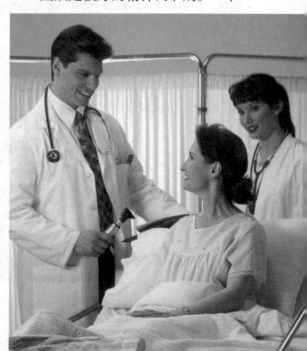

富有幽默感的人常能自寻快乐、摆脱困境、消除烦恼，在艰难的困境中不消极颓丧、不牢骚满腹，遇到突发事件时不惊慌失措或勃然大怒。幽默是创造和谐的一种艺术，家庭中经常有幽默产生，可融洽感情。尤其当家庭中出现愤怒烦躁的情绪、紧张不安的气氛、窘迫尴尬的场面时，一个得体的幽默能使这一切烟消云散。从某种意义上讲，幽默是人与人之间的润滑剂，它可以使人际交往变得和顺、自然，也有益于健康，可使人更加长寿。

4 静 默

静默是指运用想象力（通过默想或绘画）来表达自己与疾病做斗争的一种愿望。在进行静默疗法时，心理学家通过介绍有关知识及实物示教来丰富患者的想象力。在家庭中，可让患者自我暗示来作为治疗手段。静默时可产生"意识的变形"，静默疗法可以降低人的血压，对社会给人带来的压力有抵御作用。静默之后，精神上的放松可以改变体内生理生化状态，使心跳和呼吸变慢，肌肉放松和氧耗量下降，同时，血脂也可因此而下降。

5 其 他

做一些业余的手工操作，如缝纫、编织、木工制作、雕刻等，可以使脑力有个歇息的机会。练字、绘画，可使情绪稳定，精神完全进入一个宁静的境界。当心情不佳、紧张焦虑时，换一下环境，外出旅游，去郊外、公园、河边、山顶欣赏一下大自然的美景，可将注意力转移，达到精神松弛的目的。遇到不满意的人和事，要进行"冷处理"，避免正面冲突，遇事要想得开，切忌生闷气或发脾气。还应培养多种兴趣，多参加一些公益活动及娱乐活动，做到笑口常开，乐观松弛。

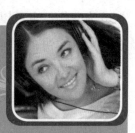

高血压
音乐疗法

音乐疗法是指让患者处于特定的音乐环境之中，通过感受音乐的艺术意境，进行治疗疾病的一种方法。

音乐疗法简介

现代研究证明，音乐能够通过人的听觉直接作用于大脑的边缘系统、网状结构及大脑皮质，从而对自主神经、内分泌腺和躯体运动等发挥调节作用，同时，亦对人的行为产生一定的影响。在治疗中，通过音乐可以调节患者的精神状态，振奋精神，使其注意力集中、记忆力增强，树立其战胜疾病的信心。

在我国医学史上很早就有把声乐的五声音阶（宫、商、角、徵、羽），与人体的五脏（脾、肺、肝、心、肾）结合起来判断疾病的发生、发展，以及对疾病进行诊断、治疗的记载，有所谓"宫动脾、商动肺、角动肝、徵动心、羽动肾"之说。目前，音乐疗法在国内外正逐渐形成一门完整的边缘学科，被越来越多的人所认识。音乐正式与医疗结合形成一个新的学科，在我国已有十几年的历史了。虽然人们对它的认识依然很少，但是音乐治疗作为一种医疗手段已广泛应用，并取得了较好的效果。音乐疗法作为高血压患者的保健手段也是非常理想的。

音乐作为一门艺术，不仅能给人们提供精神上的享受，同时还可以表达我们的思想感情，鼓舞我们的意志。优美、轻松、愉快的音乐可以使我们心情舒畅、视野开阔；雄壮、激昂、奔放有力的音乐会使人意气风发、热血沸腾。音乐可以使我们的情绪由愉

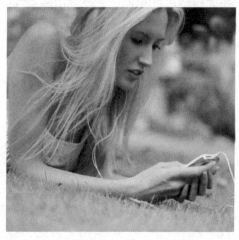

快变为悲伤，也可以使我们的情绪由悲伤转为愉快；它可以使精神紧张，也可以使精神放松。

音乐不仅能够影响人的情绪，而且不同的音乐还对不同的疾病具有不同的治疗作用，现在世界上大多数医生都已对此不再怀疑了。音乐在缓解痉挛、消除紧张和恐惧心理方面有着奇迹般的作用。有些疾病用药物或其他医疗手段不能有效治疗，但是用音乐却可以。可见，音乐在治病方面起着很重要的作用。

1 种类

音乐疗法可分为以下几种：

（1）被动音乐疗法：通过听音乐的方式使患者的精神、神经系统得到调节，从而达到治疗和康复的目的。可根据治疗的需要和自己对音乐的欣赏能力、对音乐的爱好程度，选择一些优雅活泼的乐曲，每天抽出一定的时间，边听边闭目养神，品味音乐中描绘的意境。

（2）主动音乐治疗：是一种亲自参与到音乐活动之中的一种疗法。患者通过参与音乐行为，如直接参与演奏、演唱等活动来达到治疗与康复的目的。

（3）音乐电流疗法：这当中又可分音乐电流的电极疗法、电针疗法及磁场疗法等。音乐电疗是在以上两种治疗方式的基础上结合传统的电疗、针刺疗法、磁疗等方式发展起来的，它将音乐疗法与其他疗法有机地结合在一起，各取长处，使疗效更加显著。这一治疗方式在临床实践中收到了良好的效果，而且应用范围越来越广。

音乐疗法不依赖任何药物，而是利用人与音乐的特殊关系来改善人的健康状态，因此是一种非常理想的自然疗法，而且音乐治疗在很大程度上体现了中医学中七情致病的原理。

2 适应证

音乐疗法主要用于治疗精神分裂症、孤僻症、震颤麻痹、脑性瘫痪以及弱智、智残、痴呆及健忘等症。健康人也可用音乐疗法来益智养生延

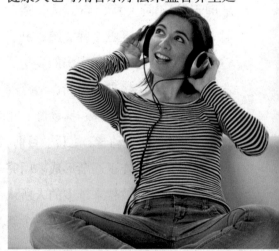

寿。该疗法对镇静、催眠、调节血压、缓解哮喘均有良好的作用。

3 操作方法

首先,根据不同疾病选择好音乐,以增进疗效。其次,需要注意,进行音乐疗法时主要选择舒缓、轻柔、婉转的乐曲以镇静安神;选择节奏明快、旋律流畅的曲子以振奋精神。再次,进行音乐疗法时主要选择抒情、典雅、富有生气、令人奋进的民族乐曲。最后,进行音乐疗法时可选择具有明快、欢畅、安静等特色的乐曲,以达到防病抗衰、延年益寿之目的。

4 临床应用举例

(1)高血压:采用的乐曲应舒缓、安静、平和、轻柔。

(2)神经衰弱、血管神经性头痛:采用旋律优美,速度适中的乐曲。

(3)智力不足:应选择具有抒情、旋律优美、意境深远、令人神往遐想等特点的乐曲。

(4)养生保健、延寿:以典雅的传统乐曲为主,格调宜多变而不宜单一,曲中应有安静、沉思、欢畅等意境。

5 注意事项及禁忌证

(1)在实施音乐疗法过程中,

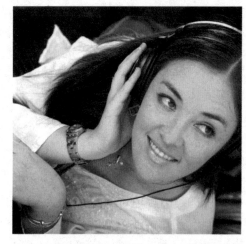

应注意排除各种外界干扰,使患者全身心地沉浸在乐曲的意境之中。

(2)治疗中需注意音量的控制,一般在 40 ～ 60 分贝,根据患者具体情况,可稍高或偏低。

(3)注意根据病情选择适宜的乐曲,避免患者产生反感。

(4)同一疾病的疗程内,乐曲应适当调整,以使患者不感到单调乏味。

高血压音乐处方

1 经典乐曲

《春江花月夜》《梅花三弄》《潇湘水云》《汉宫秋月》《罗密欧与朱丽叶》《天鹅湖》。

高血压虽然临床症状各异,但都以上实下虚为主。上实指的是肝火上扰气血逆冲于上，下虚为肾水不足水不涵木致使肝阳偏盛。音乐使患者身心放松，有利于缓解机体紧张状态，缓解人体对外界不良刺激的反应，促进气血运行和人体内部功能的调整，改善大脑皮质功能，发挥调整身心的主导作用，恢复机体的阴阳平衡。肝阳上亢的患者，应以平肝潜阳为宜，"潜阳"，在乐疗中体现在选择放松、镇静、平和的乐曲，而不是选择那些可能引起患者产生痛苦、恐惧、激动体验的乐曲。例如《春江花月夜》就比《将军令》在降血压方面作用明显。

从临床上看，适当的音乐，尤其是放松性音乐用于治疗原发性高血压病是极有价值的。进行音乐治疗后再观察无严重并发症的Ⅰ、Ⅱ期原发性高血压患者，可见到听放松音乐前后的收缩压、舒张压均明显下降，经统计学处理，均具有显著意义，血压均可有较明显的下降。

据研究，肝阳上亢的高血压患者血浆中P物质和心钠素 (ANP) 明显低于正常人。P物质是一种神经多肽，它的生理作用主要表现在神经系统和心血管系统两个方面，有降血压、舒张血管和增加血流及心输出量的作用；心钠素是心房中分离纯化的肽类激素，具有利尿、扩张血管、降低血压等多种生理作用。肝阳上亢的高血压患者血压升高的原因很可能与P物质和心钠素的下降有关。音乐治疗应以平和的乐曲为主，同时要求思想入静、身体放松，治疗 6 ~ 8 周，患者不仅血压下降，而且 P 物质和心钠素也会升高。

2 乐疗方式

按五行选乐原理，平时宜使用中国民族乐曲来进行治疗。

音乐治疗每日 1 ~ 2 次，每次 30 分钟，30 次为一疗程，音量控制不超过 60 分贝。乐疗过程中保持情绪稳定，一般先休息 5 ~ 10 分钟再行乐疗，思想集中，效果则好。平时生活要有规律。乐疗前后用血压计测量血压。

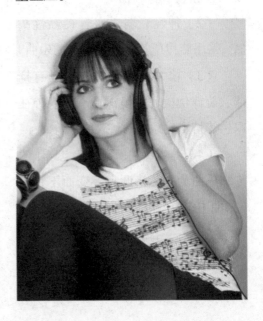

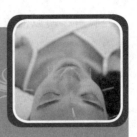

高血压针灸疗法

针灸疗法作为一种有着悠久历史的特效疗法，可以用于治疗多种疾病，尤其是对治疗高血压可以收到显著疗效。此法可作为一种医疗手段，寻找具有专门资质的医生施治。

高血压病是临床中一种常见病、多发病，目前的研究重点已经从如何有效地降低血压，转为重视其对器官损害的预防，以及中西医结合降压药物的配合并减少药物对人体的不良反应。按照新的分类方法，可将血压升高的程度分为Ⅰ级和Ⅱ级高血压。如果危险因素分类属于低危者，要进行药物治疗和改变生活方式。中医药在非药物治疗方面有独到的理论和作用，尤其是针灸这样的自然疗法，对于高血压这种需要长年服药的患者来说，更加显示出它的优势，不仅配合使用可以减少药量，而且可以提高患者的生活质量，预防并发症的发生，深受广大患者欢迎，已引起国际上广泛的重视。

针灸疗法降压机制

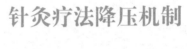

中医认为,高血压属中医"头痛"，"眩晕"等症范畴。肝肾阴虚，肝阳偏亢，上扰头目，头痛头晕；肝喜条达，郁易化火，肝阴耗伤，风阳易动，发为眩晕；素体脾虚，或饮食不节，更伤脾胃；或忧思劳倦，脾阳不振，水湿内停，积聚成痰，痰阻经络，清阳不升，头目眩晕，发为本病。

中医认为,针灸是通过疏通经络、调理脏腑、平衡阴阳而达到治疗高血压的目的。《黄帝内经·灵枢》曰：

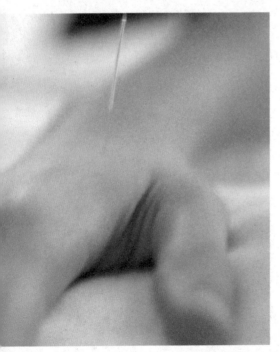

"经脉者，所以能决生死，处百病，调虚实，不可不通。"可见经络是针灸治疗的核心所在。

现代医学研究针灸可以改善微循环，降低血黏度，维持血液平衡；还可以改善血管外周阻力，降低心肌耗氧量，改善左心功能。国外研究也表明，针刺可使血清中肾上腺素、去甲肾上腺素的平均浓度明显降低，从而激活了神经体液调节系统，以调整血压趋于正常。降血压常用穴位有：大椎、肩井、肺俞、梁门、太阳、风池、涌泉、三阴交、太溪、太冲、足三里、曲池、中脘、丰隆、百会、气海等穴。下面为您具体介绍几种能够有效降低血压的针灸疗法，希望能对您有所帮助。

体针疗法

体针治疗在临床中多以辨证治疗为主，是在中医辨证的基础上选穴进行治疗。其中，肝火亢盛型选取行间、曲池、风池，用泻法；阴虚阳亢型选取三阴交、照海、行间、曲池，用泻法；阴阳两虚型选取三阴交、足三里、关元、肝俞、肾俞，用补法；痰湿壅盛型选取合谷、丰隆、阴陵泉，用泻法，太白用补法。

根据辨证分型治疗高血压病：肝热型选足三里、太冲；阴虚阳亢型取足三里、蠡沟；阴阳两虚型取足三里、三阴交；痰湿型取足三里、丰隆，用艾灸法，每穴灸10分钟，每日1次，10次为1个疗程。研究发现艾灸组降压作用显著，血黏度降低，而且可调节血液凝血系统，从而降低了发病率。

单穴运用治疗高血压病：

（1）人迎穴：刺入1寸左右，针柄动摇如脉动，达到针刺穴位后留针5分钟，隔日1次，5次为1个疗程。经过临床观察，发现针刺后血压立刻下降，总有效率约75%；

（2）百会穴：用艾灸法将艾条点燃，从远处向百会穴接近，当患者

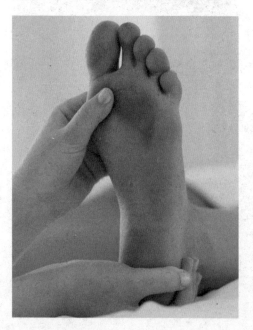

感觉到烫时为1壮，然后将艾条提起，如此反复操作10壮，2壮之间应间隔片刻，以免起疱，每日1次，针刺前后收缩压大约能下降2.3千帕(17.3毫米汞柱)，舒张压大约能下降1.3千帕(10毫米汞柱)，经统计学处理，治疗前后血压计下降有显著差异；

（3）肾俞穴：用2寸毫针刺入1.5寸左右，平补平泻，留针30分钟，亦可使肾小管有选择性地排泄钠和氧，尤其适用于肾型高血压患者。

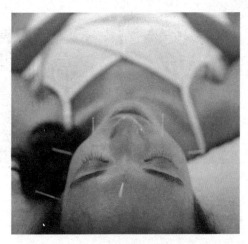

特种针疗法

1 耳针与耳穴压豆疗法

耳穴可取降压点、降压沟、耳尖、交感、神门、枕、心、肝、皮质下，用毫针每次取1侧耳穴，留针1小时，10次为1个疗程，针前要用碘酒或酒精严格消毒；用耳穴压豆可取1侧耳穴，3日换1次，1个月为1个疗程，耳针较耳穴压豆刺激量强，作用较快，但耳穴压豆作用较为持久。

2 梅花针疗法

中医研究院针灸研究所取高血压患者颈椎骶椎两侧、乳突部、气管两侧部位，用梅花针轻中度叩刺，总有效率可达80%左右。根据患者的具体症状，另利用镇静缓解降压法和调整巩固降压法，前法取颈骶部、乳突部、气管两侧、臀部的阳性反应区以及内关、风池、三阴交；后法取脊柱两侧，腰骶部的阳性反应区，气管两侧及乳突部、足三里、小腿两侧，采用轻度或中度叩击。

3 火针疗法

可用火针刺百会、气海穴，治疗开始3天每天1次，此后隔日1次，2周为1个疗程，连续治疗2个疗程。火针治疗高血压病简便快捷，取穴少，疗效可靠。

4 穴位注射疗法

用0.25%普鲁卡因注入足三里、内关、曲池，每穴注射1.5～2毫升，左右穴交替使用。

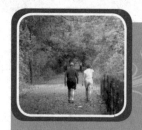

高血脂运动疗法

运动可以使心肺、血液系统、消化系统、内分泌系统得到锻炼，对外界的反应更加灵敏。运动也可促进高血脂患者早日康复，但需要掌握一定的"度"。

运动疗法简介

国外有句名言："腾不出时间运动的人，迟早会被迫腾出时间生病。"运动、阳光、空气与水，是生命的四大基石。体力活动能够消耗体内大量的能量，既可以降低血浆中胆固醇和三酰甘油的含量，又可以使高密度脂蛋白的水平升高，而最新的实验结果也刚好证明了这一点。科学家发现让血脂水平升高的小白鼠每天进行运动，6周后，它们的血脂显著改善，高密度脂蛋白胆固醇水平显著增高，动脉粥样硬化斑块的形成也受到了明显的抑制。

坚持体育锻炼，你就可以具有像运动健将那样的强壮体魄和健美身材，再也不用为自己的肥胖发愁。体育锻炼可增加消耗，改善脂质代谢，防止体脂和血脂增多。运动可使高三酰甘油血症患者的血脂含量完全降至正常水平。不仅如此，运动还能提高人体血液中一种对抗动脉粥样硬化的脂蛋白——高密度脂蛋白 (HDL) 的含量，改善心脏功能，增加心脏的侧支循环，从而也起到防治冠心病的良好作用。

运动对机体的脂质代谢具有积极的影响，能提高脂蛋白脂酶的活性，加速脂质的运转分解和排泄。高脂血症患者加强锻炼是积极的防治措施。此外，运动还能改善机体的糖代谢，改善机体的血凝状态，改善血小板功能，降低血黏度；运动还可改善心肌功能，增强心肌代谢，促进侧支循环的建立，这些都对冠心病的防治具有积极的影响。

因此，高脂血症患者加强运动锻炼是积极的防治措施，使人健康，特别是身体偏胖者更应加强锻炼，以预防高脂血症的发生。

那么，如何进行体育锻炼呢？一般来说，轻微而短暂的运动对高脂血症、低 HDL-胆固醇血症以及肥胖患者不能达到治疗的目的。只有达到一定运动量，对血清脂质才能产生有益的作用，并减轻肥胖患者的体重。运动方式则要强调呼吸运动，例如轻快的散步、慢跑、游泳、骑自行车和打网球。这些运动方式会对心肺系统产生一定的压力，从而改善心肺的健康状况。以每小时 64 千米的速度轻快散步 1 小时将消耗 1.67 千焦的热量。每天进行这种运动量的轻快散步可以使体重减轻。但是，运动强度和持续时间应在数周后逐渐增加。对于肥胖患者和惯于久坐的患者也应在数月后逐渐增加运动强度和持续时间，高强度的体育锻炼会导致更大程度的体重减轻。

健康人、患有高脂血症而无其他并发症者应保持中等强度运动量，即每天达到慢跑 3 ~ 5 千米的运动量；对合并有轻度高血压、肥胖、糖尿病和无症状性冠心病等疾病者应自行掌握，以锻炼时不发生明显的身体不适

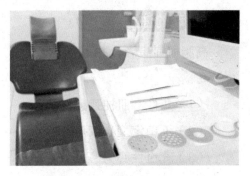

为原则，必要时应在医疗监护下进行；对伴有重度高血压、严重心脏病（如急性心肌梗死、心力衰竭、严重心律失常等）、重度糖尿病以及严重肝肾功能不全者则应禁止运动，待上述疾病明显改善后再考虑适量运动。总之，只要患者能持之以恒，保持一定强度的运动量，一定能够达到预防和治疗高脂血症、降低冠心病等心脑血管疾病的目的。持之以恒、有规则的锻炼对高脂血症患者是非常重要的。

高血脂的运动原则

1 全面的体格检查

高脂血症患者在进行锻炼前应进行全面的体格检查，以排除各种可能的并发症，以此确定自己的运动量。无严重并发症的高脂血症患者、低 HDL-胆固醇血症患者均可参加一般体育锻炼。肥胖患者可在医生指导下，进行适量的运动。

2 运动的注意事项

高脂血症患者合并下列症状时禁止运动：

（1）急性心肌梗死急性期；

（2）不稳定型心绞痛；

（3）充血性心力衰竭；

（4）严重的室性和室上性；

（5）重度高血压；

（6）肝、肾功能不全。

高脂血症患者合并下列症状时应尽量减少运动量，并在医疗监护下进行运动：

（1）频发室性早搏和心房颤动；

（2）室壁瘤；

（3）肥厚型梗阻性心肌病、扩张型心肌病和明显的心脏肥大；

（4）病情未能控制的；

（5）甲状腺功能亢进；

（6）肝、肾功能损害。

高脂血症患者合并完全性房室传导阻滞、左束文传导阻滞、劳力型心绞痛、严重贫血、严重肥胖，以及应用洋地黄或β受体阻滞剂等药物，安装固定频率起搏器时也应该谨慎地进行运动。

3 合适的运动项目

根据自身情况，选择长距离步行或远足、慢跑、骑自行车、做体操、打太极拳、练习气功、游泳、爬山、打乒乓球、打羽毛球、打网球、跳迪斯科、跳健身操等活动。

4 合适的运动强度

运动时心率为本人最高心率的60%～70%，相当于50%～60%的最大摄氧量。一般40岁心率控制在140次/分；50岁130次/分；60岁以上120次/分以内为宜。

5 合适的运动频率

中老年人，特别是老年人由于机体代谢水平降低，疲劳后恢复的时间延长，因此运动频率可视情况增减，一般以每周3～4次为宜。

6 合适的运动时间

每次运动时间控制在30～40分钟，下午运动最好，并应坚持长年运动。

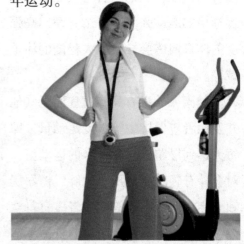

7 重视运动的感觉

重视在运动过程中和运动后的自身感觉。如出现严重呼吸费力、前胸压迫感、头昏眼花、面色苍白等现象，应立即停止运动，有可能的话，应平卧休息。

高血脂常用运动疗法

1 步　行

1992 年，世界卫生组织 (WHO) 提出：最好的运动是步行。这是因为人是直立行走的，人类的生理与解剖结构最适合步行。美国最新研究表明，适当有效的步行可以明显降低血脂，预防动脉粥样硬化，防治冠心病。步行对于高脂血症患者来说，不仅可以强身健体，更可以治疗疾病。但步行要达到防治高脂血症的目的，还要掌握科学要领：一是要懂得持之以恒，才有效益；二是要学会循序渐进，一开始不要走得过快，要逐步延长时间，加快速度；三是要注意每天至少步行 3 千米，锻炼半小时，在锻炼时轻微的呼吸急促会在休息后 4 分钟内减轻，没有明显的疲劳、胸闷、头晕等不适表现。当然，根据身体情况，打太极拳、慢跑、快走、骑车慢行、

★ 专家提醒

运动对脂代谢的影响

运动疗法是治疗高脂血症的重要环节。中等强度的有氧运动对机体的脂代谢产生良好的作用，其作用表现在以下几方面：

（1）适度的中等强度的有氧运动能促进能量消耗，增加脂肪的燃烧，减少机体过剩的脂肪。

（2）运动能有效地改善血浆脂蛋白的成分，这些改变包括：①降低血液中不利于脂代谢的脂质成分，从而防止动脉粥样硬化的发生；②提高高密度脂蛋白—胆固醇（HDL-C）水平，从而促进胆固醇排泄。只要血液里的高密度脂蛋白水平达到正常，它可以将血管内多余的胆固醇、三酰甘油等脂质类物质通过血液循环运输到肝脏及其他地方进行分解代谢，同时使人体的脂代谢恢复平衡。

（3）对血浆载脂蛋白（APO）代谢的有益作用。

（4）长期有氧运动后脂蛋白酯酶（LPL）活性提高。LPL 是人体内水解三酰甘油(TC)的关键酶。有研究证实，长期有氧运动后 LPL 活性提高，随之 TC 降解增加。

游泳、登山、做健身操、打门球、打羽毛球、倒走等锻炼，也一样可以防治高脂血。

步行要达到防治高脂血症的目的，还要掌握科学要领——坚持、有序、适度。

坚持：运动贵在坚持，步行最为简单而且方便，不需要特殊的场地，一年四季都可以进行。将其融入生活与大自然，轻松、快乐地进行锻炼，比如提前一站下公交车走路回家，多走楼梯，多参加郊游等。

有序：循序渐进，开始时不要走得过快，逐渐延长时间，加快速度。例如最近几个月活动很少，或有心脏病以及年龄超过40岁，开始的时候可以只比平时稍快，走10分钟；也可根据情况，一次走3分钟，多走几次。1周后，身体逐渐适应，可以适当延长运动时间，直至每天锻炼半小时，并逐渐加快步行速度。

适度：三个三、一个五、一个七。

三个三：每天应至少步行3千米、30分钟。根据个人的情况，一天的运动量可以分成3次进行，每次用10分钟走完1千米，效果是一样的。

一个五：每周至少运动5天以上。

一个七：步行不需要满负荷，只要达到70%就可以防病健体。

2 慢跑

高血脂患者适合采取慢跑这项运动，慢跑时应注意持之以恒和循序渐进，特别要注意控制运动量。此外还应克服"惰性"，坚持锻炼。老年人必须特别强调热身运动与缓和运动。肌力训练可依个人喜爱安排在有氧运动之前或之后。每次跑步运动前应先做静态式的伸展操，以改善柔软度及关节活动范围，降低运动伤害的概率。跑步时还要注意掌握最大运动量，最好是根据跑步时的最高脉搏数（最高心率）来掌握最大运动量。

另外，应注意选择平坦的路面，不要穿皮鞋或塑料底鞋，如果在柏油或水泥路面上，最好穿厚底胶鞋；如在公路上慢跑应注意安全，尽量选择人行道；如果在慢跑后感到食欲不振，疲乏倦怠，头晕心慌，就可能是运动量过大了，必须加以调整，或在医生的指导下进行。

高血脂患者可根据自己的情况及

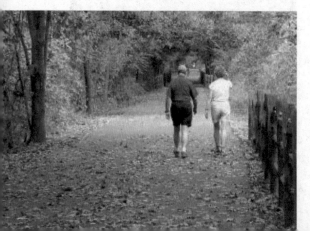

环境而选择慢跑这种运动方式。实践证明，只要持之以恒，保持一定强度的运动量，就能有效预防和治疗高脂血症，降低冠心病等心脑血管疾病的患病率。

白领们每天在办公室长时间坐着，因此平时抽空进行运动是十分必要的，可以适度地慢跑，这种活动占地不多，但能加速体内代谢、消耗脂肪能量，是防范和改善高脂血的好方法。

3 打太极拳

高脂血症患者适合打太极拳这项运动。随着老年社会的到来以及人类文明程度的不断提高，人们越来越关注生存质量和生命质量。人到暮年，身体健康胜于万贯家产，"动则不衰"，运动健身是防治疾病的根本。不要把健身想得高高在上，也不要一提到健身就想到健身房里大汗淋漓的人们。其实，一些很简单的动作也具有很好的健身效果的，打太极拳就是其中之一。太极拳是我国宝贵的民族遗产，姿势优美，动作柔和，男女老幼皆宜，并且不受时间和季节的限制。既能锻炼身体，又能防治疾病，不仅我国人民喜练，而且还受到世界各国人民的欢迎。

太极拳在长期演变中形成许多流派，其中流传较广或特点较显著的有以下5式：陈式、杨式、吴式、武式、孙式。太极拳的主要方法有：棚、捋、挤、按、采、肘、靠、分、云、推、搂等手法，栽、搬、拦、撇、打等拳法，蹬、分、拍、摆等腿法。其运动特点是：心静体松、呼吸自然，轻灵沉着、圆活连贯，上下相随、虚实分明，柔中寓刚、以意导动。基本技法有：虚灵顶劲、气沉丹田、含胸拔背、松腰敛臀、圆裆松胯、沉肩坠肘、舒指坐腕、尾闾中正、内宜鼓荡、外示安逸、运动如抽丝、迈步如猫行。

科研人员从医学角度客观评价了太极拳，通过练太极拳的老年人组和不练太极拳的老年人组比较发现：在体格发育、心血管系统、呼吸系统、骨骼系统的结构形态与机能情况等各方面，练太极拳的一组指标好，老年性变化的程度低。体格发育方面：练太极拳的老人肌肉都比较发达，肢体围度也粗，臂力和握力大，肺活量高。老年性脊椎畸形（驼背、脊椎侧弯）在太极拳组较少。心血管系统等方面：经过心电图、心脏 X 线和运动负荷前后血压、脉搏变化的检查，除心脏测量大小两组没有明显差异外，其他项目都是打太极拳组比另一组的指标好。

健康宝典

降低血脂与减肥应双管齐下

常常有人问："血胆固醇过高该怎么吃，怎么连献血都没人要。"其实，要控制血胆固醇，控制体重往往是第一要务。因为肥胖和血胆固醇过高就像是难兄难弟，总是一起出现。

根据统计显示，体重每增加10%，每100毫升血液中的血胆固醇含量就会上升12毫克，而血压的收缩压则平均上升0.86千帕，这也表示罹患心血管疾病的危险性增高。对高胆固醇血症患者来说，减重往往也是治疗上很重要的一环。

现代人的饮食过于精致且油腻，饮食中脂肪所占的比率远远超过营养师所建议的30%以下，而每克脂肪产生的热量，是糖类和蛋白质的2倍，长久下去，难免身上要多长上几斤肥肉，连血胆固醇也跟着升高。但最可怕的是民众往往吃下许多含高脂肪、尤其是饱和脂肪酸的食物而不自知，如快餐店所卖的炸鸡、薯条，多半是用牛油来烹调，吃下这些食物也就摄取了含饱和脂肪酸的油脂；另外

许多女性最爱吃的糕点类食品如蛋塔、蛋黄酥、绿豆饼、月饼等，吃起来香香酥酥也许不觉得油腻，但是酥皮中一般都含有猪油，一样会造成血胆固醇过高与肥胖。

其实，经过饮食的调整与控制，不仅可以减轻体重，又可以降低血胆固醇。如果是天气炎热的时候，可以选择一些较清淡的烹调方式，如清蒸、水煮、凉拌等方式，夏天吃起来爽口不油腻，又可以减少油脂的摄取。或是选择含不饱和脂肪酸较高的油脂，如橄榄油、芥花油、花生油等，例如用橄榄油和水果醋来凉拌沙拉就是很好的选择。

而牛油、猪油这类富含饱和脂肪酸的油脂则最好要避免。想要减重与控制血胆固醇，除了慎选油脂外，最好还要多摄取富含高纤维素的新鲜蔬菜和水果，有利于油脂的排出与代谢。如果能够辅以适量的运动，降低血脂和减肥都会收到较好的效果，应该是找回曼妙身材与健康的最好方法。

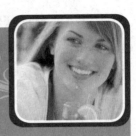

高血脂
心理疗法

心理疗法又叫精神疗法，是医生与患者在接触过程中，医生通过语言来影响患者心理活动的一种方法。

心理疗法简介

心理治疗的手段主要是语言，有时还需借助表情、姿势、态度和行为来配合，最终目的是改变患者的情绪、认识、感受和行为，使患者的精神和身体状况均获得改善。

《黄帝内经》中就曾指出"精神不进，志意不治，病乃不愈"，并认为任何治疗都应从"治神入手"，以"治神入本"。也就是说，心理疗法是重中之重。

心理疗法传递的是高品质的健康和快乐，教会患者了解什么才是真正的健康快乐，如何才能获得健康快乐。

健康是指生理、心理及社会适应3个方面全部良好的一种状况，而不仅仅是指没有生病或者体格健壮。我们的健康与外部环境有关，与生活习惯有关，但鲜为人知的是性格也是造成疾病的一个因素。能够影响人的

大脑的一切东西都可以影响到人的身体。不满、委屈、气愤、自责、有过错感，这些负面情感会把我们带到病床上。要想避免这些，必须立刻终止那些让我们痛苦和不安的东西。人体的每个器官都有其特定的功能，都与我们的意识和心理存在着严格的特定联系。

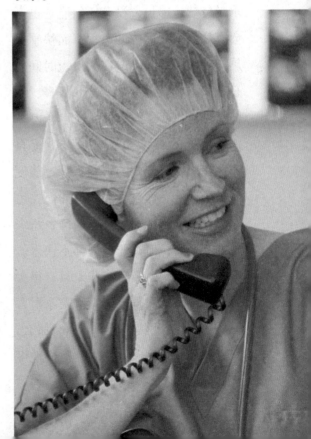

当我们心理失调时，特定的器官也会不正常，从而导致某种疾病。要想痊愈，除了遵医嘱治疗外，还要调整好自己的心情。心灵的纯净就是一切美好事物的开端，是健康的源泉。从这个意义上来说，健康在我们自己的掌握之中。

快乐是人们内心对于周围环境甚至整个世界的感觉，它没有国界之分，也没有贫富、尊卑、权势之分。快乐是自己给的，它来源于每个生灵最美好的天性，在它面前人人平等，它能使人充实，度过美好时光。现代人常常误解快乐的含义，将快感当作快乐，其实快乐与快感是有本质区别的，快乐是持续、绵长，没有任何痛苦也不会有任何不良反应的过程；而快感只是一种欲望的延伸，在获得短时间的心理安慰后必定带来痛苦、沮丧、忧伤及恐惧，或是因恐惧而滋生暴力。

快乐的滋味如人饮水，冷暖自知。能使别人快乐的事物不一定能使你快乐，唯有你自己才知道如何去追求快乐。快乐不等于没有烦恼，每个人都有烦恼，但并非人人都不快乐。快乐也不依赖财宝，有些人只有很少的钱，但一样快乐。也有些人家财万贯，但也不见得终日笑口常开。那么，人们能否一生都保持快乐，愉快地生

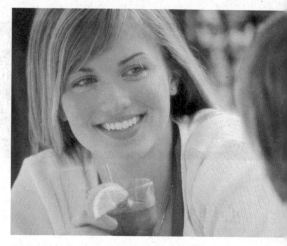

活呢？

美国舒勒博士在他的新书《快乐的态度》中揭开了永远快乐的秘诀。每个人如果懂得以下8条秘诀，自然会有快乐的人生。

（1）没有人是完美的。必须承认自己的弱点，并乐意接受别人的建议、帮助和忠告，只有你勇于承认弱缺点并尽力改正，成功才会在望。

（2）从挫折中吸取教训。在面对失败或挫折时所抱的态度应该是从中吸取经验，继续努力。

（3）必须诚实和富有正义感，这样才能吸引好朋友来帮助你。著名心理学家巴达斯曾经被问及："哪些是人类今天最基本及最深切的心理需要？"她回答说："人类需要爱。"但这不仅限于男女之间的爱，从心理学家的观点来看，爱能够带来快乐。

（4）能屈能伸。无论在顺境或

逆境之中，我们的生活态度都应该是处之泰然。还要学会有了错误立即改正。

（5）热心帮助别人。如果想要真正快乐，自己受人尊敬，则应帮助别人，与别人关系融洽。

（6）要人待你好，你必须先对他人好。当你受到不平等待遇时，你必须宽恕和同情他人。

（7）坚守信念。当你做任何事时，必须坚持个人的信念。

（8）快乐永存心间。只要时常保持心情开朗，快乐是很难舍弃你的。

人人都有烦恼，都尝试过喜怒哀乐，生老病死之苦是每个人都会经历的，在生活中难免遇到坎坷，这时要记得找寻快乐最重要的资本就是拥有好心态。当一个人患了高脂血症，需长期饮食调理，进行各种烦琐的治疗和检查，必定给工作、生活带来很多不便和苦恼，尤其当患者知道疾病将长期伴随自己时，心情更是沉重。该病的不可根治性和各种严重并发症所造成的不良后果，都会在患者的心灵上罩上一层阴影，使其产生恐惧情绪、消极心理，甚至导致病情加重。患者往往无法自己从消极情绪里走出，此时医生对其心理的疏导与治疗显得尤为重要。另外，有不少患者每日工作繁忙，精神过度紧张，导致大脑皮质功能紊乱、消化系统功能减弱。这部分患者应当接受心理疗法，适当参加一些娱乐活动，使紧张情绪得以放松，以调整大脑皮质功能，增加胃肠蠕动，从而减少脂肪的堆积。

高脂血症患者应该拥有的心态

高脂血症患者应该拥有如下良好心态：

1 知人者智，自知者明

高脂血症患者应该清楚自己的病情，不能盲目悲观，也不要过分自信。

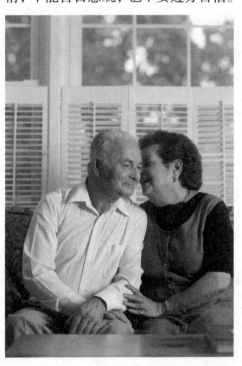

2 > 不以物喜，不以己悲

对待疾病，心态最重要。得了病，自然要重视，但不能事事以疾病为念。

3 > 要有信心和毅力

和疾病斗争的同时，要有信心和毅力。

高血脂的心理疗法

1 > 说理开导法

说理开导法，又叫言语开导治疗和行为诱导治疗，是对高脂血症患者最基本的也是最常用的心理疗法。是指医生在给患者诊疗疾病过程中，用言语和行为影响患者的心理，使其不正常的心理得以调整，以达到治疗疾病的目的。

2 > 转移注意法

转移注意法，又叫转移注意式的心理治疗，是一种把患者的注意力从疾病转移到其他方面去，以减轻病情或促使疾病痊愈的心理治疗方法。

3 > 情志相胜法

情志相胜法，又叫以情胜情治疗。它是一种运用五行相生相克的原理，用人为的情志刺激影响患者，使其不正常的心理活动恢复正常，以达到治愈疾病的心理治疗方法。

4 > 静志安神法

静志安神法，又叫定心定志治疗。它是一种以强调精神内守为核心的心理治疗方法，强调了一个人的神志保持安宁，就能少生疾病，健康长寿，即使患病，亦易治疗，恢复健康也比较容易，这就是静志安神、精神内守的好处。反之，如果躁动不安，就容易得病，而且也难治愈。

5 > 怡悦开怀法

怡悦开怀法，又叫想象畅怀治疗。这是一种通过言语诱导使患者精神振奋、心情畅快，树立战胜疾病的信心，以防治疾病的心理疗法。

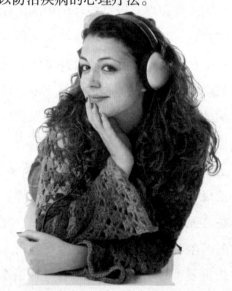

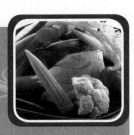

断食的历史非常悠久。数千年前，许多国家的人们，由于宗教信仰等原因，或为了修养精神、锻炼意志而实行断食。本书仅予以介绍，具体施治，请遵医嘱。

高血脂断食疗法

历史上曾经有不少人通过亲身体验，了解到断食对于治疗疾病、增进健康确有很好的效果，于是便将其作为民间疗法或保健法，让众人实行。近些年来，世界各国医生也纷纷研究断食疗法，大量的研究成果表明，积极地应用断食疗法治疗肥胖症、糖尿病、高血压及高脂血症具有显著的临床疗效。患者应充分认识此疗法可能存在的危险，需遵从医嘱。对于希望实行断食疗法的人来说，不仅期望通过断食疗法取得切实疗效，更希望在实行过程中确保安全。

断食疗法的注意事项

1 断食疗法的3个阶段

正规断食疗法的全过程，可分为逐渐减食期、正式断食期和逐渐增食期3个阶段。实行者必须严格遵守3个阶段的有关规定。

2 断食前的准备工作

一般来说，从断食3周前开始，就应当节制饮食，减少饮食量，不可偏食和过食，特别要尽量控制饮酒、吃甜食和吸烟。这一阶段为逐渐减食阶段。要求逐渐减食的天数与正式断

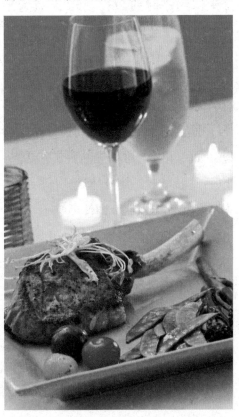

食的天数相同。如要实行3天的正式断食，就必须先有3天的逐渐减食期；要实行5天的正式断食，就必须先有5天的逐渐减食期。在逐渐减食期间，饮食量要一天比一天减少，到减食期的最后一天时，饮食量接近断食才是正确的减食方式。如要实行3天正式断食，那么在3天的逐渐减食期间，第1天应将食量减为平时的3/4，第2天减为平时的1/2，第3天减为平时的1/4；如要实行5天的正式断食，那么在5天的逐渐减食期间，第1天应将食量减为平时的5/6，第2天减为平时的2/3，第3天减为平时的1/2，第4天减为平时的1/3，第5天减为平时的1/6。

3 断食中的注意事项

断食的天数要从短到长，循序渐进。如一开始，可以先断食1～2天，以后逐渐增加，使身体逐渐适应。这样，到第四五次时，即使断食七八天，也不会感到多么困难。若一开始就断食1周或10天，即使平时身体健康的人，也会感到头晕眼花，难以坚持正常的日常工作。正式断食期间，参加工作与否，对精神和身体的影响截然不同。如果从事轻微的工作，就可以从一定程度上避免饮食的诱惑，不

觉得饥饿难忍。如果一天到晚躺着没事干，肚子一饿，头脑里往往浮现出各种各样自己喜欢的食物，反而增加精神上的痛苦。因此，断食期间，要尽量参加一些力所能及的工作。

4 断食后的注意事项

正式断食疗法结束后，进入逐渐增食阶段，此时切不可骤然大量增食。逐渐增食阶段的天数也与正式断食阶段的天数相同。如正式断食5天的话，断食前的逐渐减食阶段为5天，断食后的逐渐增食阶段也为5天。这样，整个断食过程就是15天。如果进一步慎重实行的话，可以再将断食前的逐渐减食阶段和断食后的逐渐增食阶段各增加10天，使整个断食过程变为35天。

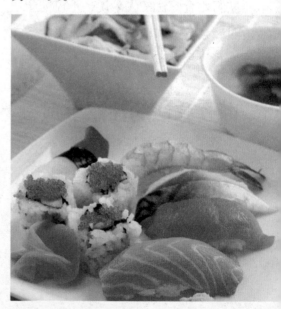